ERIKA FALKENRATH

# GITTER PFLASTER

## Die Komplett-Anleitung für Einsteiger

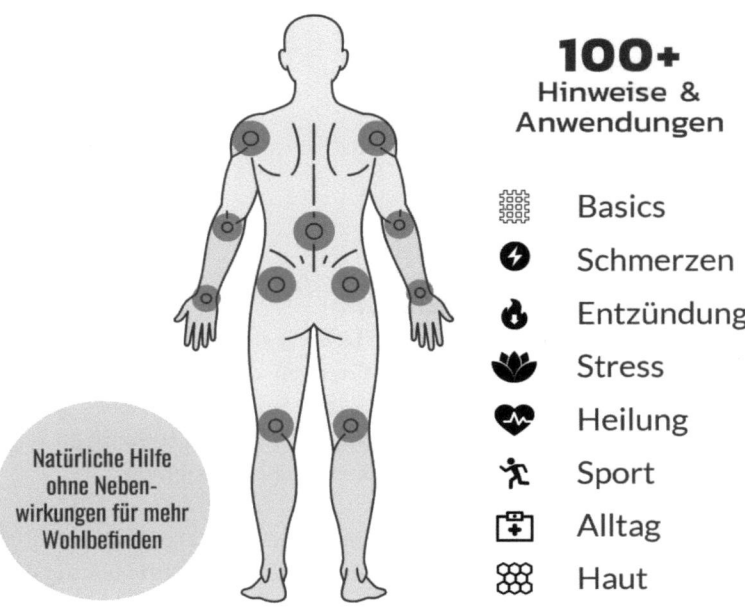

**100+**
Hinweise &
Anwendungen

- Basics
- Schmerzen
- Entzündung
- Stress
- Heilung
- Sport
- Alltag
- Haut

Natürliche Hilfe ohne Neben-wirkungen für mehr Wohlbefinden

Gegen Schmerzen, Entzündungen & Alltagsbeschwerden

# INHALTSVERZEICHNIS

# EINLEITUNG

Haben Sie sich jemals beim Kochen geschnitten oder unter schmerzhaften Muskelverspannungen nach einem langen Tag im Büro gelitten? Stellen Sie sich vor, es gäbe eine einfache, nicht-invasive Methode, um Schmerzen zu lindern, die Heilung zu beschleunigen und Ihr allgemeines Wohlbefinden zu fördern. Das sind Gitterpflaster.

Diese innovativen Pflaster bestehen aus einem netzartigen Material, das auf die Haut aufgebracht wird und durch mechanische Stimulation die Durchblutung fördert. Gitterpflaster sind einfach anzuwenden und können mehrere Tage lang getragen werden, ohne die Haut zu reizen. In diesem Kapitel bekommen Sie einen ersten Einblick in die Entstehungsgeschichte von Gitterpflastern und deren vielfältige Anwendungsmöglichkeiten.

## WAS SIND GITTERPFLASTER?

Gitterpflaster, auch bekannt als Akupunkturpflaster oder Crosstape, sind fein gewebte, netzartige Pflaster, die eine sanfte und effektive Methode zur Schmerzlinderung bieten. Diese speziellen Pflaster nutzen die Prinzipien der Kinesiologie und bieten durch ihre einzigartige Struktur Unterstützung und Entlastung direkt an den betroffenen Stellen. Sie werden auf die Haut aufgebracht, um Schmerzen zu lindern, die Heilung von Wunden zu fördern und das körperliche Wohlbefinden zu verbessern.

Der Anwendungsbereich von Gitterpflastern ist groß. Sie werden oft bei Muskelverspannungen, Kopfschmerzen, Gelenkschmerzen und sogar bei der Linderung von Allergiesymptomen eingesetzt.

Ihre Anziehungskraft liegt in ihrer Einfachheit und der Fähigkeit, ohne Medikamente oder invasive Methoden Linderung zu bieten. Sie sind besonders bei Personen beliebt, die natürliche Heilmethoden bevorzugen oder die nach ergänzenden Behandlungen zu ihrer üblichen medizinischen Versorgung suchen.

## UNTERSCHIEDE ZWISCHEN GITTERPFLASTERN UND KINESIOLOGIETAPES

Gitterpflaster und Kinesiologietapes sind beides beliebte Hilfsmittel in der modernen Schmerztherapie und physikalischen Rehabilitation, allerdings mit unterschiedlichen Anwendungsbereichen und Wirkungsweisen: Während Gitterpflaster speziell für punktuelle Anwendungen konzipiert sind, um gezielt kleinere Schmerzpunkte zu behandeln, decken Kinesiologietapes größere Körperbereiche ab und bieten umfassende Unterstützung.

Kinesiologietapes sind elastische Baumwollstreifen, die entlang von Muskeln, Sehnen und Gelenken angebracht werden, um eine dynamische Unterstützung zu bieten. Diese Tapes helfen, die Belastung zu verteilen, die Körperhaltung zu korrigieren und die sportliche Leistung zu steigern, indem sie mit den Körperbewegungen arbeiten und die natürliche Heilung des Körpers unterstützen.

Gitterpflaster hingegen besitzen eine steifere Beschaffenheit, die nicht die Flexibilität besitzt, den Bewegungen und Dehnungen der Haut zu folgen. Dies steht im Kontrast zu kinesiologischen Tapes, die sich durch ihre Elastizität und Anpassungsfähigkeit an die natürlichen Hautbewegungen auszeichnen. Durch die Rigidität der Gitterpflaster nimmt der Körper eine Irritation wahr, als ob ein Fremdkörper vorhanden wäre. Diese Wahrnehmung veranlasst den Körper, Abwehrkräfte zu mobilisieren und diese gezielt zur betroffenen Stelle zu senden, um auf die wahrgenommene Störung zu reagieren.

Gitterpflaster basieren auf den Konzepten der Akupressur und Reflexzonenmassage. Durch die leichte mechanische Stimulation der Haut werden die Durchblutung und der Lymphfluss gefördert. Diese kleinen, flexiblen Pflaster mit gitterförmigem Aussehen sind besonders wirksam bei der Behandlung lokaler Schmerzstellen, wie sie durch Muskelverspannungen, Prellungen oder sogar Insektenstiche entstehen können.

**Wissenswert:** Das Lymphsystem ist ein wichtiger Teil des Immunsystems. Es besteht aus einem Netzwerk von Lymphgefäßen, Lymphknoten und lymphatischen Organen wie der Milz und den Mandeln. Die Hauptaufgabe des Lymphsystems ist es, überschüssige Flüssigkeiten aus den Geweben zu entfernen, Abfallstoffe zu transportieren und Immunzellen zu unterstützen. Lymphknoten filtern diese Flüssigkeiten und bekämpfen Krankheitserreger. Das System hilft also dabei, den Körper sauber und gesund zu halten, und spielt eine wichtige Rolle bei der Heilung und der Abwehr von Infektionen.

## NATÜRLICHE HEILMETHODEN IM VERGLEICH

Im Gegensatz zu den gezielten, lokalen Eingriffen durch Gitterpflaster bieten andere traditionelle Heilmethoden wie Akupunktur, Kräutertherapie oder Massage ganzheitliche Ansätze zur Förderung des allgemeinen Wohlbefindens. Akupunktur, eine Technik der Traditionellen Chinesischen Medizin, stimuliert beispielsweise durch das Einführen dünner Nadeln in bestimmte Körperpunkte den Energiefluss und kann eine Vielzahl von Beschwerden lindern. Kräutertherapie nutzt die natürlichen Wirkstoffe von Pflanzen, um Gesundheit und Immunsystem zu stärken, während Massage Verspannungen löst und die Durchblutung anregt.

Diese Methoden zielen darauf ab, nicht nur lokale Symptome zu behandeln, sondern das Wohlbefinden des gesamten Körpers zu verbessern, während Gitterpflaster in erster Linie eine schnelle und unkomplizierte Lösung für akute Schmerzpunkte bieten. Dadurch ergänzen sich diese Techniken ideal in einem umfassenden Gesundheits- und Wellnessprogramm.

# URSPRUNG UND GESCHICHTE

Gitterpflaster, auch bekannt als Crosstapes oder Akupunkturpflaster, haben ihren Ursprung in der fernöstlichen Medizin und sind eng mit den Prinzipien der Akupressur und Triggerpunkt-Therapie verbunden.

## GRUNDLAGEN DER TRADITIONELLEN CHINESISCHEN MEDIZIN

Die Traditionelle Chinesische Medizin (TCM) ist nicht nur ein Heilsystem, sondern eine Lebensweise, die tief in der chinesischen Kultur verwurzelt ist. Sie betrachtet den Menschen in seiner Gesamtheit und sucht nach Wegen, Körper, Geist und Seele ins Gleichgewicht zu bringen. Hier sind einige grundlegende Konzepte der TCM:

1. **Yin und Yang – Das Gleichgewicht des Lebens**

   Die Idee von Yin und Yang beschreibt, wie Gegensätze zusammenwirken und sich ergänzen. Yin steht für alles, was ruhig, kühl und passiv ist, während Yang Wärme, Aktivität und Energie symbolisiert. In der TCM wird angenommen, dass Gesundheit aus der Balance dieser beiden Kräfte entsteht. Wenn wir uns gestresst oder überarbeitet fühlen, könnte das ein Zeichen von zu viel Yang sein. Die TCM sucht dann nach Wegen, mehr Yin zu fördern, um das Gleichgewicht wiederherzustellen.

2. **Die Fünf Elemente – Verbindung mit der Natur**

   Holz, Feuer, Erde, Metall und Wasser sind die Fünf Elemente, die in der Traditionellen Chinesischen Medizin als Grundbausteine der Welt angesehen werden. Jedes Element ist mit bestimmten Organen und Emotionen verbunden. Zum Beispiel wird das Element Wasser mit den Nieren und mit Gefühlen von Angst in Verbindung gebracht. Ein Ungleichgewicht hier kann sich in körperlichen Symptomen wie Müdigkeit oder in emotionalen Zuständen wie erhöhter Angst äußern. Die TCM nutzt dieses Wissen, um durch Kräuter, Ernährung und andere Therapien eine Balance herzustellen.

3. **Qi – Der Fluss des Lebens**

   Qi ist die Lebenskraft, die durch unseren Körper strömt. Stellen Sie sich vor, Qi ist wie das Wasser in einem Fluss – es muss frei fließen, um Gesundheit und Vitalität zu erhalten. Blockaden oder ein schwacher Fluss von Qi können zu Krankheiten führen. Techniken wie Akupunktur und Qigong helfen, diese Blockaden zu lösen und den Qi-Fluss zu fördern, was zu besserem körperlichen und geistigen Wohlbefinden führt.

4. **Meridiane – Die Energiepfade**

Die Vorstellung von Meridianen hilft zu verstehen, wie Qi durch den Körper fließt. Diese Energiepfade verbinden die Oberfläche unseres Körpers mit unseren inneren Organen. Wenn Qi frei durch diese Pfade fließt, fühlen wir uns gut und gesund. Akupunktur kann helfen, den Fluss in diesen Pfaden zu verbessern, indem sie gezielt Punkte entlang der Meridiane stimuliert.

5. **Kräuter und Ernährung – Heilung von innen**

In der TCM spielt die Ernährung eine zentrale Rolle. Jedes Lebensmittel und jedes Kraut haben bestimmte Eigenschaften, die helfen können, das innere Gleichgewicht zu fördern oder wiederherzustellen. So wird nicht nur nach Geschmack gekocht, sondern auch mit Blick auf die gesundheitlichen Vorteile der Zutaten. Eine sorgfältig abgestimmte Ernährung kann dazu beitragen, das Gleichgewicht von Yin und Yang zu unterstützen und die Gesundheit zu stärken.

## AKUPRESSUR UND TRIGGERPUNKTE

Akupressur ist eine Technik aus der Traditionellen Chinesischen Medizin, die sich auf das Konzept der Lebensenergie stützt, die durch Meridiane im Körper fließt. Bei der Akupressur werden bestimmte Punkte auf diesen Meridianen mit den Fingern oder anderen Hilfsmitteln gedrückt, um Schmerzen zu lindern oder gesundheitliche Probleme zu behandeln. Diese spezifischen Punkte werden oft als Triggerpunkte bezeichnet, weil ihre Stimulation eine direkte Auswirkung auf die Gesundheit und das Wohlbefinden haben kann.

Die Idee hinter der Akupressur und den Triggerpunkten ist, dass Blockaden im Energiefluss zu Gesundheitsproblemen führen können. Durch Druck auf diese Punkte sollen die Blockaden gelöst und der natürliche Energiefluss wiederhergestellt werden. Dies kann helfen, Schmerzen zu reduzieren, die Muskulatur zu entspannen und die allgemeine Gesundheit zu fördern.

Die Anwendung von Akupressur kann variieren – manche Menschen erfahren sofortige Erleichterung, während es bei anderen länger dauert, bis Verbesserungen spürbar sind. Es ist auch wichtig, zu erwähnen, dass Akupressur häufig in Kombination mit anderen Behandlungsformen der Traditionellen Chinesischen Medizin eingesetzt wird, wie z. B. Kräutermedizin und Akupunktur, um optimale Ergebnisse zu erzielen.

Gitterpflaster nutzen das Wissen um Akupressur- und Triggerpunkte und werden genau auf diesen platziert, um ihre volle Wirkung zu entfalten. Daher werden Sie die wichtigsten Punkte in den folgenden Kapiteln kennenlernen. Möglicherweise werden Sie zunächst über die Namen der Punkte stolpern. Daher erklären wir Ihnen zuerst, wie diese zustande kommen.

Die Namen der Punkte setzen sich oft aus mehreren Teilen zusammen:

1. **Meridian-Bezeichnung:** Jeder Punkt gehört zu einem bestimmten Meridian, der wiederum einem Organ oder einer Funktion zugeordnet ist, wie zum Beispiel „LI" für den Dickdarmmeridian oder „SP" für den Milzmeridian.
2. **Nummer des Punktes:** Jeder Meridian hat eine Reihe von Punkten, die entlang seines Verlaufs nummeriert sind. Zum Beispiel steht LI4 für den vierten Punkt auf dem Dickdarmmeridian.
3. **Chinesischer Name:** Viele Punkte haben auch spezifische chinesische Namen, die ihre Wirkungen oder ihre Position beschreiben. Zum Beispiel bedeutet „He Gu" (LI4) so viel wie „Tal der Vereinigung" und „Zu San Li" (ST36) bedeutet „Drei Meilen des Fußes".

In den folgenden Kapiteln werden zu verschiedenen Anwendungsgebieten der Gitterpflaster die entsprechenden Akupressur- und Triggerpunkte angeführt. Um laufende Wiederholungen zu vermeiden, befinden sich genauere Beschreibungen und Darstellungen zur Position und Anwendung der Punkte in einem Glossar im Anhang des Buches.

# GITTERPFLASTER

Gitterpflaster entwickelten sich aus der Traditionellen Chinesischen Medizin (TCM) und den damit verbundenen Praktiken, die auf die Manipulation von Körperenergien und Druckpunkten abzielen, um Schmerzen und Beschwerden zu lindern.

Die Popularisierung und Weiterentwicklung der Crosstapes als spezifische Produktform geschah jedoch in den späten 1990er Jahren, als sie in der physiotherapeutischen und schmerztherapeutischen Praxis eingeführt wurden. Ihre Entwicklung war stark geprägt von der zunehmenden Akzeptanz alternativer und ergänzender Medizin in der westlichen Welt. Die Pflaster wurden als eine Methode genutzt, die eine nicht-invasive Schmerzlinderung bietet und dabei hilft, die Körperenergien zu regulieren, ähnlich wie bei der Akupunktur, jedoch ohne Nadeln.

Die Entwicklung von Gitterpflastern wurde durch die Verbesserung von Materialien und Klebetechniken vorangetrieben, die eine effektivere und komfortablere Anwendung ermöglichten. Ihre einfache Anwendung, verbunden mit der Fähigkeit, gezielt auf kleinere Schmerzpunkte einzuwirken, trug zu ihrer wachsenden Beliebtheit bei.

Im Laufe der Zeit haben sich Akupunkturpflaster zu einem beliebten Werkzeug in der Schmerztherapie entwickelt, das von Therapeuten, Sportlern und Menschen, die an chronischen Schmerzen leiden, gleichermaßen geschätzt wird. Ihre Anwendungsbereiche sind vielfältig und reichen von der Behandlung von Muskel- und Gelenkschmerzen bis hin zur Unterstützung bei der Linderung von Spannungskopfschmerzen und Migräne.

## 20 VORTEILE FÜR IHRE GESUNDHEIT

Gitterpflaster bieten eine Vielzahl an gesundheitlichen Vorteilen und sind eine sanfte und zugleich effektive Methode zur Schmerzlinderung und Unterstützung der Heilung. Hier sind einige der wesentlichen Vorteile zusammengefasst, die in den folgenden Kapiteln noch detaillierter beleuchtet werden.

1. **Sanfte Schmerzlinderung**: Gitterpflaster sind dafür bekannt, dass sie Schmerzen auf eine sanfte und nicht-invasive Weise lindern. Durch die leichte Anhebung der Haut verbessern sie die Mikrozirkulation und reduzieren so Muskelverspannungen und kleinere Schmerzen.

2. **Förderung der Durchblutung**: Das Anheben der Haut fördert nicht nur den Lymphfluss, sondern auch die Durchblutung in dem behandelten Bereich. Dies unterstützt den natürlichen Heilung-

sprozess des Körpers und trägt dazu bei, entzündliche Prozesse und Schwellungen schneller zu reduzieren.

3. **Schnellere Wundheilung**: Durch die verbesserte Durchblutung und Lymphdrainage können Gitterpflaster den Heilungsprozess von Wunden beschleunigen. Sie helfen, das betroffene Gebiet besser mit Sauerstoff und Nährstoffen zu versorgen.

4. **Hypoallergene Eigenschaften**: Crosstapes bestehen aus Materialien, die speziell für empfindliche Hauttypen entwickelt wurden. Sie sind hautfreundlich und verursachen selten allergische Reaktionen, was sie zu einer sicheren Option für die meisten Anwender macht.

5. **Wasserfest und langlebig**: Die meisten Akupunkturpflaster sind wasserfest, was sie besonders praktisch macht. Sie können beim Duschen, Schwimmen oder bei anderen wasserbasierten Aktivitäten getragen werden, ohne ihre Klebkraft oder Wirksamkeit zu verlieren.

6. **Einfache Anwendung**: Gitterpflaster sind einfach zu verwenden. Sie können leicht zugeschnitten und auf jede Größe angepasst werden, was sie für eine Vielzahl von Beschwerden und Körperstellen geeignet macht.

7. **Vielseitigkeit**: Diese Pflaster sind nicht nur auf Schmerzlinderung beschränkt; sie können auch zur Behandlung von Kopfschmerzen, Verdauungsproblemen und anderen Beschwerden eingesetzt werden, indem sie auf entsprechende Reflexzonen oder Akupunkturpunkte geklebt werden.

8. **Keine Nebenwirkungen**: Im Gegensatz zu vielen Medikamenten, die zur Schmerzlinderung eingesetzt werden, haben Gitterpflaster keine bekannten Nebenwirkungen, was sie zu einer hervorragenden Option zur selbstständigen Anwendung macht.

9. **Unterstützung der Faszien**: Crosstapes können helfen, Verspannungen in den Faszien zu lösen. Dies ist besonders nützlich für Menschen, die häufig unter Muskelsteifheit oder -schmerzen leiden.

10. **Reduzierung von Narbengewebe**: Durch die Verbesserung der Durchblutung und Förderung des Lymphflusses können Gitterpflaster dazu beitragen, die Bildung von Narbengewebe zu reduzieren und bestehendes Narbengewebe weicher zu machen.

11. **Energetische Balance**: Gemäß den Prinzipien der Traditionellen Chinesischen Medizin (TCM) helfen Akupunkturpflaster, Blockaden in den Meridianen zu lösen und die Lebensenergie (Qi) zu harmonisieren.

12. **Steigerung der Beweglichkeit**: Durch die Reduzierung von Schwellungen und die Lockerung von Muskelgewebe können Gitterpflaster helfen, die allgemeine Beweglichkeit und Flexibilität zu verbessern.

13. **Stressreduktion**: Die Anwendung von Crosstapes kann beruhigend wirken und dabei helfen, Stress abzubauen. Die kleinen Pflaster werden auf bestimmte Punkte der Haut geklebt, die mit dem Nervensystem verbunden sind. Dadurch können sie den Energiefluss im Körper unterstützen und ein Gefühl von Entspannung fördern, was zu einer allgemeinen Stressreduktion beitragen kann.

14. **Verbesserung des Schlafs**: Viele Nutzer berichten, dass die Verwendung von Gitterpflastern ihnen hilft, besser zu schlafen, besonders wenn sie auf Bereiche geklebt werden, die mit Schlafstörungen in Verbindung stehen, wie die Fußsohlen oder der Nacken.

15. **Verbesserung der sportlichen Leistung**: Sportler verwenden die Pflaster oft als Teil ihrer Routine, um Muskelermüdung zu reduzieren und die Erholung nach dem Training zu beschleunigen.

16. **Prävention von Verletzungen**: Durch die Stabilisierung von Muskeln und Gelenken können Gitterpflaster dazu beitragen, das Risiko von Verletzungen während körperlicher Aktivitäten zu minimieren.

17. **Unterstützung bei chronischen Erkrankungen**: Menschen mit chronischen Schmerzzuständen finden oft Linderung durch die regelmäßige Anwendung von Akupunkturpflastern, da diese eine kontinuierliche therapeutische Wirkung bieten.

18. **Förderung der allgemeinen Gesundheit**: Indem sie zur Lösung spezifischer gesundheitlicher Probleme beitragen, unterstützen Gitterpflaster indirekt die allgemeine Gesundheit und das Wohlbefinden.

19. **Verbesserung der Hautqualität**: Durch die Steigerung der Durchblutung und Förderung des Lymphflusses können Crosstapes auch die Hautgesundheit positiv beeinflussen. Eine verbesserte Blutzirkulation kann dazu beitragen, die Haut mit essenziellen Nährstoffen zu versorgen, Hautunreinheiten zu reduzieren und das Erscheinungsbild der Haut sowie die allgemeine Hautqualität zu verbessern.

20. **Psychologische Effekte**: Die Nutzung von Gitterpflastern kann das Gefühl der Selbstwirksamkeit und die Kontrolle über die eigene Gesundheit stärken, was zu einer positiven Einstellung zum Heilungsprozess beiträgt.

Dieses umfassende Spektrum an Vorteilen macht Gitterpflaster zu einem wertvollen Bestandteil der Gesundheitspflege und einer nützlichen Ergänzung für jede Hausapotheke.

Grafische Abbildungen zu Positionen befinden sich im Anhang des Buches.

# KAPITEL 1

# ERSTE SCHRITTE – GRUNDLAGEN DER ANWENDUNG

Gitterpflaster sind ein erstaunlich vielseitiges Hilfsmittel, das in der Schmerztherapie und Heilungsförderung viele Vorteile bietet, wenn es adäquat genutzt wird. In diesem Kapitel erfahren Sie Schritt für Schritt, wie Sie Crosstapes richtig anwenden, um bestmögliche Ergebnisse zu erzielen.

## WIRKUNGSWEISE VON GITTERPFLASTERN

Die gitterförmige Struktur der Pflaster erzeugt eine leichte Spannung auf der Haut, sobald sie aufgeklebt werden. Diese Spannung hebt die Haut minimal an, was zu einer verbesserten Mikrozirkulation führt. Darüber hinaus wird durch die Anhebung der Haut der Raum zwischen Haut und Unterhautgewebe leicht vergrößert, wodurch die Durchblutung und der Lymphfluss gefördert werden. Dies unterstützt den Abtransport von Stoffwechselabfällen und die Zufuhr von Sauerstoff und Nährstoffen zu den betroffenen Bereichen, was den Heilungsprozess beschleunigt und Entzündungen reduziert.

## UNTERSCHIEDLICHE ARTEN VON GITTERPFLASTERN

Gitterpflaster sind in verschiedenen Varianten erhältlich, die sich in Material, Größe und Anwendungsgebiet unterscheiden. Hier ein Überblick über die verschiedenen Typen und deren spezifische Eigenschaften:

### MATERIAL UND BESCHAFFENHEIT

Crosstapes können aus verschiedenen Materialien hergestellt werden, die jeweils bestimmte Eigenschaften und Anwendungsbereiche bieten. Hier sind einige gängige Materialien und deren Beschaffenheiten:

**Kunststoffbasierte Gitterpflaster:** Diese sind häufig aus einem hypoallergenen Kunststoffmaterial gefertigt, das flexibel und zugleich atmungsaktiv ist. Sie bieten eine starke Haftung und sind wasserresistent, was sie ideal für den Einsatz im Alltag oder beim Sport macht.

**Textilbasierte Gitterpflaster:** Diese Pflaster bestehen aus einem weichen, elastischen Textilmaterial. Sie sind besonders sanft zur Haut und eignen sich hervorragend für Personen mit empfindlicher Haut oder für Körperstellen, die viel in Bewegung sind, wie Gelenke. Textil-Gitterpflaster bieten eine gute Anpassungsfähigkeit und hohen Komfort.

**Silikonbasierte Gitterpflaster:** Diese Art von Pflastern ist relativ neu und zeichnet sich durch eine besonders sanfte Haftung aus, die das Entfernen ohne Schmerzen oder Hautirritationen ermöglicht. Sie sind ideal für sehr empfindliche Hauttypen oder für den langfristigen Einsatz.

## GRÖSSE UND FORM

Gitterpflaster gibt es in verschiedenen Größen und Formen, die jeweils für spezifische Anwendungen und Körperbereiche geeignet sind. Hier sind einige gängige Optionen:

**Kleine Gitterpflaster:** Perfekt für kleine, gezielte Anwendungen, wie auf Fingern, Zehen, im Gesicht oder bei Kindern. Sie helfen effektiv bei der Behandlung von Insektenstichen oder Blasen, indem sie Schwellungen und Juckreiz lindern. Ihre kleine Größe macht sie diskret und handlich für punktuelle Anwendungen.

**Mittelgroße Gitterpflaster:** Dies ist die am häufigsten verwendete Größe, die sich für eine breite Palette von Anwendungen eignet, einschließlich mittelgroßer Muskeln und Gelenke. Sie sind vielseitig einsetzbar, beispielsweise auf dem Unterarm, dem Nacken oder kleineren Bereichen des Rückens.

**Große Gitterpflaster:** Diese Pflaster sind für größere Körperbereiche wie den Rücken, die Oberschenkel oder die Schultern gedacht. Sie bieten eine umfangreichere Abdeckung und sind besonders nützlich zur Behandlung umfangreicher Muskelverspannungen oder nach intensiven Trainingseinheiten, um Muskelkater zu reduzieren und die Regeneration zu fördern.

**Spezialformen:** Einige Gitterpflaster sind speziell geformt, um sich anatomischen Besonderheiten anzupassen, wie zum Beispiel vorgeformte Pflaster für das Kniegelenk oder das Schultergelenk. Diese sind so gestaltet, dass sie eine optimale Anpassung und Wirksamkeit in komplexen oder beweglichen Regionen bieten.

## FARBTHERAPIE

Gitterpflaster gibt es in unterschiedlichen Farben. Diese sind nicht nur zur Zierde da; viele Menschen glauben, dass die verschiedenen Farben auch unterschiedliche therapeutische Effekte haben, welche Sie sich zunutze machen können:

1. **Blau** wird oft mit einer beruhigenden Wirkung in Verbindung gebracht. Blaue Gitterpflaster könnten helfen, Entzündungen und Schmerzen zu lindern. Sie sind besonders beliebt bei Menschen, die nach Linderung bei Muskelschmerzen oder Kopfschmerzen suchen oder einfach nach einem anstrengenden Tag entspannen möchten.
2. **Rosa** ist lebhaft und wird oft mit Energie und Vitalität assoziiert. Wenn Sie sich oft müde oder erschöpft fühlen, könnte ein rosa Gitterpflaster genau das Richtige sein, um Ihre Energie wieder aufzuladen und Ihnen einen kleinen Schub zu geben.
3. **Grün** steht für Natur und Ausgeglichenheit. Grüne Pflaster werden gerne verwendet, um das allgemeine Wohlbefinden zu fördern und um Stress oder Nervosität zu reduzieren. Sie könnten eine gute Wahl sein, wenn Sie nach einem Weg suchen, um sich zentrierter und ruhiger zu fühlen.
4. **Beige** ähnelt unserem Hautton am ehesten. Die Pflaster sind recht unauffällig und eignen sich gut, wenn man keine spezifische Farbtherapie sucht, sondern die diskrete Unterstützung bevorzugt. Sie sind hilfreich bei alltäglichen Beschwerden und ziehen nicht so viel Aufmerksamkeit auf sich, was sie zu einer praktischen Wahl für den täglichen Gebrauch macht.

> **Tipp:** Die Hauptwirkung der Gitterpflaster beruht auf ihrer besonderen Struktur und der Stimulierung der Haut, nicht auf der Farbe. Die Farbtherapie kann eine zusätzliche Rolle spielen, und manche Menschen finden, dass die Auswahl der richtigen Farbe ihre Wirkung verstärkt.

## VORBEREITUNG UND BENÖTIGTE MATERIALIEN

Die Anwendung von Gitterpflastern ist einfach und unkompliziert, erfordert jedoch eine sorgfältige Vorbereitung und die richtigen Materialien.

### Vorbereitung der Haut

Bevor Sie das Gitterpflaster aufkleben, sollten Sie sicherstellen, dass Ihre Haut sauber und trocken ist. Eine gründliche Reinigung der Haut entfernt Schmutz, Öle und Rückstände, die die Haftung des Pflasters beeinträchtigen könnten:

1. **Reinigung**: Waschen Sie die betroffene Hautstelle mit mildem Seifenwasser und trocknen Sie sie gründlich ab.
2. **Entfettung**: Verwenden Sie, falls notwendig, einen hautfreundlichen Alkoholreiniger, um überschüssiges Fett zu entfernen.
3. **Haarentfernung**: Bei stark behaarten Hautstellen kann eine Rasur notwendig sein, um die Haftung des Pflasters zu verbessern.

### Benötigte Materialien

Für die Anwendung der Gitterpflaster benötigen Sie nur wenige Materialien, die jedoch entscheidend für den Erfolg der Behandlung sind:

1. **Gitterpflaster**: Achten Sie darauf, die richtige Größe und Form für die jeweilige Anwendung auszuwählen.
2. **Schere**: Eine feine Schere ist nützlich, um das Pflaster bei Bedarf zuzuschneiden und individuell anzupassen.
3. **Alkoholpads**: Diese sind hilfreich, um die Haut vor der Anwendung zu reinigen und zu entfetten.
4. **Pinzette**: Eine Pinzette kann hilfreich sein, um das Pflaster präzise zu platzieren, besonders bei kleinen Pflastern oder schwer zugänglichen Stellen.

> **Vorsicht!** Gitterpflaster sollten nicht auf offene oder blutende Wunden aufgebracht werden. Bei empfindlicher Haut empfiehlt es sich, die Pflaster zunächst an einer kleinen Hautstelle zu testen, um mögliche Reizungen zu vermeiden.

## Anwendungsschritte

Wenn Sie alle Materialien zur Hand und Ihre Haut vorbereitet haben, gehen Sie wie folgt vor:

1. **Schmerz- oder Problemzone identifizieren:** Bestimmen Sie den genauen Ort des Schmerzes oder der Beschwerden. Dies kann durch Abtasten oder basierend auf Ihren Symptomen erfolgen.

2. **Auswahl des richtigen Pflasters:** Wählen Sie ein Gitterpflaster in der passenden Größe für die betroffene Stelle. Kleinere Pflaster eignen sich gut für Finger oder Zehen, während größere Pflaster für größere Muskelgruppen wie Rücken oder Oberschenkel verwendet werden.

3. **Zuschneiden des Pflasters:** Falls nötig, schneiden Sie das Pflaster mit einer Schere auf die gewünschte Größe zu.

4. **Platzierung:** Entfernen Sie vorsichtig die Schutzfolie des Pflasters. Verwenden Sie Daumen und Zeigefinger oder bei Bedarf eine Pinzette, um das Pflaster abzuziehen, ohne die Klebefläche allzu großflächig zu berühren. Dabei lädt sich das Pflaster in der Regel negativ elektrostatisch auf. Lassen Sie das Pflaster nun locker von Ihrem Finger baumeln und nähern Sie sich damit dem schmerzenden Bereich. Jetzt können Sie das Crosstape in s-förmigen Linien zu der gewünschten Stelle hinziehen, wobei es die positiv elektrostatisch aufgeladene Haut minimal berührt. An der Stelle, wo das Pflaster von sich aus an der Haut haftet, bietet sich eine Anbringung besonders an. Blockaden an dieser Stelle sorgen für eine besonders hohe positive elektrostatische Anziehung an diesem Punkt.

5. **Kleben:** Kleben Sie das Pflaster direkt auf diese Schmerz- oder Akupunkturpunkte, bei denen es von sich aus haftet. Einige Hersteller empfehlen, eine Ecke des Pflasters in Richtung des Kopfes auszurichten, um zu vermeiden, dass es parallel zu den natürlichen Hautlinien liegt und sich dadurch leichter löst.

> **Tipp:** Dehnen Sie bei Gelenken den Hautbereich, bevor Sie das Pflaster darauf platzieren. Winkeln Sie beispielsweise Ihr Knie an.

6. **Anpressen:** Drücken Sie das Pflaster leicht an, um sicherzustellen, dass es gut klebt. Achten Sie darauf, dass keine Luftblasen unter dem Pflaster entstehen. Nach etwa 30 Minuten sollte das Pflaster die Temperatur der Haut angenommen haben und gut haften.

7. **Tragedauer:** Lassen Sie das Pflaster einen bis mehrere Tage auf der Haut, um eine kontinuierliche Wirkung zu gewährleisten. Die meisten Gitterpflaster sind wasserfest und können beim Duschen getragen werden.

8. **Entfernen:** Nehmen Sie eine Ecke des Pflasters und ziehen Sie es sanft und in möglichst flachem Winkel zu Ihrer Haut in die Haarwuchsrichtung hin ab.

> **Tipp:** Bei Bedarf können die Pflaster täglich gewechselt werden, um die bestmögliche Wirkung zu erzielen.

## DIE KUNST DER RICHTIGEN PLATZIERUNG

Die Kunst der richtigen Platzierung von Gitterpflastern erfordert ein gewisses Maß an Übung und Achtsamkeit. Mit der Zeit werden Sie jedoch ein Gespür dafür entwickeln, wie und wo Sie die Pflaster am besten anbringen, um maximalen Nutzen zu erzielen. Dabei helfen Ihnen die elektrostatischen Aufladungen vieler Pflaster. Diverse Pflaster laden sich beim Abziehen der Verpackung negativ elektrostatisch auf. Daher besteht bereits eine leichte Anziehung an die positiv geladene Haut.

Wenn Sie diese Pflaster nun wie bereits beschrieben nahe an der Haut in s-förmigen Bewegungen über diese ziehen, bleibt das Pflaster von selbst an besonderen Punkten haften. Jene sind durch eine Blockade besonders positiv geladen und durch das Pflaster als Triggerpunkte erkennbar.

### Anatomische Orientierung und Zielbereiche

Um die Gitterpflaster richtig zu platzieren, ist es wichtig, die grundlegenden anatomischen Strukturen und die Zielbereiche zu kennen. Zu den häufigsten Anwendungsgebieten gehören:

- **Muskelschmerzen**: Hierbei werden die Pflaster direkt auf die schmerzhaften Muskelbereiche geklebt.
- **Gelenkschmerzen**: Die Pflaster werden um das schmerzende Gelenk herum angebracht.
- **Triggerpunkte**: Diese Punkte sind häufig für Verspannungen und Schmerzen verantwortlich und können durch gezielte Platzierung der Pflaster behandelt werden.
- **Akupunkturpunkte**: Basierend auf den Prinzipien der Traditionellen Chinesischen Medizin können diese Punkte zur Schmerzbehandlung und Förderung des Wohlbefindens verwendet werden.

## Beispiele für die Platzierung

- **Rückenschmerzen**: Platzieren Sie das Crosstape entlang der Wirbelsäule oder auf die schmerzenden Muskelbereiche des unteren Rückens. Bei Schmerzen im oberen Rücken kann das Pflaster auch über den Schulterblättern angebracht werden.
- **Tennisarm**: Kleben Sie das Pflaster auf den äußeren Bereich des Ellenbogens, wo der Schmerz am stärksten ist. Bei Bedarf können mehrere kleine Pflaster verwendet werden, um den gesamten schmerzhaften Bereich abzudecken.
- **Kopfschmerzen**: Für Spannungskopfschmerzen können die Pflaster auf die Schläfen oder den Nacken geklebt werden. Bei Migräne kann die Anwendung auf den Akupunkturpunkten am Kopf und Nacken hilfreich sein.
- **Knieschmerzen**: Platzieren Sie das Pflaster direkt auf die Vorderseite des Knies oder leicht um das Kniegelenk herum, um eine bessere Unterstützung und Schmerzlinderung zu gewährleisten.

> **Tipp:** Gitterpflaster können effektiv mit anderen Therapien wie Physiotherapie, Massagen oder Dehnübungen kombiniert werden, um die besten Ergebnisse zu erzielen.

# VERMEIDEN SIE DIESE 10 HÄUFIGEN FEHLER

Hier sind einige der häufigsten Fehler und wie Sie diese vermeiden können:

### Haut nicht vorbereitet

Einer der häufigsten Fehler besteht darin, das Pflaster auf ungewaschene oder fettige Haut zu kleben. Schmutz, Öle und Rückstände auf der Haut können die Haftung des Pflasters erheblich beeinträchtigen. Es ist daher entscheidend, die Haut vor der Anwendung gründlich mit mildem Seifenwasser zu reinigen und vollständig zu trocknen. Ein weiterer häufiger Fehler ist das Unterlassen der Haarentfernung bei stark behaarten Hautstellen. Die Pflaster haften nicht richtig auf Haaren, was ihre Wirksamkeit mindern kann.

### Dehnung der Pflaster

Ein weiteres Problem tritt auf, wenn das Pflaster zu stark gedehnt oder überdehnt auf die Haut geklebt wird. Dies kann nicht nur die Haut reizen, sondern auch die Funktionsweise des Pflasters beeinträchtigen. Gitterpflaster sollten ohne Zug auf die Haut geklebt werden, um ihre volle Wirksamkeit zu entfalten. Die Haut hingegen sollte straff sein, wie beispielsweise ein angewinkelter Ellbogen, um einen optimalen Halt zu gewährleisten.

### Luftblasen

Ebenso ist es wichtig, Luftblasen unter dem Pflaster zu vermeiden, da diese die Haftung reduzieren und die mechanische Stimulation der Haut einschränken können. Drücken Sie das Pflaster nach dem Aufkleben sanft an, um sicherzustellen, dass es fest und gleichmäßig haftet. Sie können auch, von der Mitte ausgehend, sanft in alle Richtungen streichen, um Luftblasen zu entfernen.

### Offene Wunden

Ein weiterer häufiger Fehler ist die Anwendung auf offenen oder infizierten Wunden. Gitterpflaster sind nicht für offene Hautstellen geeignet und sollten nur auf intakter Haut verwendet werden. Offene Wunden können durch die Pflaster weiter gereizt werden, was den Heilungsprozess behindert.

### Sensible Haut

Ebenso sollten die Pflaster nicht auf gereizter oder empfindlicher Haut angewendet werden, ohne vorher einen Test an einer kleinen Hautstelle durchzuführen. Dies hilft, mögliche allergische Reaktionen oder Hautirritationen zu vermeiden.

**Nicht wechseln**

Manchmal werden die Pflaster zu selten gewechselt, was ihre Wirksamkeit verringern kann. Obwohl Gitterpflaster mehrere Tage auf der Haut verbleiben können, sollten sie regelmäßig überprüft und bei Bedarf gewechselt werden, um eine kontinuierliche Wirkung zu gewährleisten. Auch das Ignorieren von Herstelleranweisungen kann die Effektivität der Pflaster beeinträchtigen. Es ist wichtig, die spezifischen Anweisungen für das gewählte Pflastermodell zu beachten, da die Pflaster unterschiedliche Eigenschaften und Anwendungsempfehlungen haben können.

**Falsche Platzierung**

Ein weiterer Fehler besteht darin, das Pflaster an der falschen Stelle zu platzieren. Eine ungenaue Platzierung kann dazu führen, dass das Pflaster seine schmerzlindernde Wirkung nicht entfalten kann. Es ist wichtig, die genauen Schmerzpunkte, Akupunkturpunkte oder Triggerpunkte zu identifizieren und das Pflaster präzise darauf zu platzieren.

Tabuzonen für Crosstapes sind offene Wunden, gereizte Haut sowie Körperöffnungen. Aussparen sollten Sie zudem Ihren Genitalbereich, die Augen sowie Haare.

**Alte Pflaster**

Die Verwendung von abgelaufenen oder beschädigten Pflastern kann ebenfalls problematisch sein. Abgelaufene Pflaster können ihre Klebekraft verlieren und weniger effektiv sein. Daher sollten Sie immer das Verfallsdatum überprüfen und sicherstellen, dass die Pflaster in einwandfreiem Zustand sind.

**Nichtbeachten der Hautreaktionen**

Achten Sie auf Hautreaktionen. Wenn Rötungen oder Reizungen auftreten, entfernen Sie das Pflaster und konsultieren Sie gegebenenfalls einen Arzt.

**Allergien, Schwangerschaften und Co.**

Nicht jeder ist ein idealer Kandidat für Gitterpflaster. Personen mit bestimmten Hauterkrankungen, empfindlicher Haut oder spezifischen Allergien sollten vor der Anwendung einen Arzt konsultieren und ein kleines Pflaster an einer Stelle testen. Schwangere sollten von der Verwendung ebenfalls absehen, da die Pflaster Wehen auslösen könnten.

## WANN GITTERPFLASTER UNGEEIGNET SIND

Gitterpflaster sind nicht für jede Person oder jede Situation geeignet. Hier sind einige Umstände und Personengruppen, bei denen die Verwendung von Akupunkturpflastern möglicherweise nicht angebracht ist:

### Schwangere Frauen

Da keine umfassenden Studien zur Sicherheit der Anwendung von Gitterpflastern während der Schwangerschaft vorliegen, wird empfohlen, vor der Anwendung einen Arzt zu konsultieren. Besondere Vorsicht ist geboten, wenn Pflaster in der Nähe von Bereichen angebracht werden sollen, die die Entwicklung des Fötus beeinflussen könnten. Dazu zählen der Unterbauch, der untere Rücken und der Bereich um das Becken herum. Diese Zonen liegen nahe an der Gebärmutter, wo sich der Fötus entwickelt. Auch Akupunkturpunkte an den Innenseiten der Handgelenke und Knöchel können sensibel sein, da sie laut Traditioneller Chinesischer Medizin Auswirkungen auf den Uterus haben könnten.

### Kleinkinder unter zwei Jahren

Die Haut von Kleinkindern ist besonders empfindlich. Die Anwendung von Crosstapes könnte zu Reizungen führen. Bei sehr jungen Kindern sollten sicherere Alternativen in Betracht gezogen und ein Kinderarzt zurate gezogen werden.

### Personen mit Hautallergien

Menschen, die empfindlich auf bestimmte Materialien oder Klebstoffe reagieren, sollten vorsichtig sein. Gitterpflaster können Hautirritationen oder allergische Reaktionen auslösen, besonders wenn die Haut gegenüber den Inhaltsstoffen sensibel ist.

### Personen mit schwerwiegenden medizinischen Zuständen

Menschen, die an ernsten Erkrankungen wie schweren Herz-Kreislauf-Problemen oder Durchblutungsstörungen leiden, sollten Crosstapes nur nach Rücksprache mit einem Arzt verwenden. Die Pflaster können die Durchblutung beeinflussen und möglicherweise bestehende Zustände verschlimmern.

**Personen mit bestimmten Hauterkrankungen**

Bei Erkrankungen wie Ekzemen oder Psoriasis kann das Aufkleben von Akupunkturpflastern die Symptome verschärfen. Die zusätzliche Reizung durch das Pflaster kann Entzündungen verstärken und den Zustand der Haut weiter verschlechtern.

**Patienten mit eingeschränkter Hautdurchblutung**

Bei Personen mit schlechter Durchblutung können Gitterpflaster die Situation weiter komplizieren. Es ist wichtig, solche Fälle medizinisch bewerten zu lassen, um Risiken zu vermeiden.

# KAPITEL 2

# 17 ANWENDUNGEN ZUR SCHMERZLINDERUNG

Die Suche nach wirksamen Methoden zur Schmerzlinderung begleitet die Menschheit seit jeher. Von alten Heilkräutern und traditionellen Massagetechniken bis hin zu modernen therapeutischen Ansätzen hat sich unser Wissen stetig erweitert. Heute stehen uns zahlreiche Anwendungen zur Verfügung, die darauf abzielen, Schmerzen zu lindern und die Lebensqualität zu verbessern. In diesem Kapitel werden die verschiedenen Anwendungen von Gitterpflastern zur Schmerzlinderung und deren potenzielle Wirkmechanismen beleuchtet.

## BEFREIEN SIE SICH VON MUSKELSCHMERZEN: 7 ANWENDUNGSBEISPIELE

Wenn Muskelschmerzen den Alltag trüben, kann das ziemlich belastend sein. Ob durch einen intensiven Lauf, eine ungewohnte Bewegung oder langjährige Haltungsschäden – Muskelschmerzen haben viele Gesichter. Akupunkturpflaster bieten hier eine innovative Lösung, um Schmerzen gezielt und effektiv zu lindern.

### HIER PLATZIEREN SIE GITTERPFLASTER GEGEN SCHMERZEN

Es gibt ein paar Stellen, die sich besonders für die Behandlung von Schmerzen anbieten:

**Knie:** Gitterpflaster lassen sich mittig auf dem Schienbein unterhalb der Kniescheibe platzieren. Ein mittiges Anbringen auf der Kniekehle ist ebenfalls möglich.

**Fuß:** Bringen Sie Ihr Pflaster zwei bis drei Fingerbreit über Ihrem Knöchel oder dicht unter ihm außen am Fuß an. Alternativ bietet sich ein kleines Pflaster auf dem Spann zwischen dem zweiten und dritten Zeh an.

**Hand:** Bringen Sie ein Akupunkturpflaster auf dem Handrücken in der Verlängerung zwischen dem kleinen Finger und dem Ringfinger an – dieser Bereich eignet sich besonders gut. Alternativ können Sie das Pflaster mittig auf die Innenseite des Handgelenks kleben.

## AKUTE MUSKELSCHMERZEN

Akute Muskelschmerzen sind wie ein plötzlicher Alarm unseres Körpers, der uns auf mögliche Verletzungen oder Überbelastungen hinweist. Sie treten oft unerwartet auf und sind meist die direkte Folge von körperlichen Aktivitäten, die ungewohnt intensiv sind oder falsch ausgeführt wurden. Zum Beispiel können ein intensives Work-out, eine ungewohnte Bewegung oder eine kleine Verletzung akute Muskelschmerzen auslösen.

Diese Schmerzen können sehr stark sein und sind vorwiegend an einer spezifischen Stelle lokalisiert. Sie haben jedoch auch eine wichtige Schutzfunktion: Sie zwingen uns dazu, die betroffene Region zu schonen, was den Heilungsprozess unterstützt. Typischerweise verbessern sich akute Muskelschmerzen mit Ruhe, angemessener Erstversorgung wie Kühlung oder leichten Dehnübungen und gegebenenfalls mit Schmerzmitteln.

Obwohl sie unangenehm sind, sind akute Muskelschmerzen in der Regel kein dauerhaftes Problem. Mit der richtigen Behandlung und Schonung klingen sie meistens innerhalb weniger Tage ab. Gitterpflaster sind besonders nützlich, um diese Art von Schmerzen zu behandeln. Bekannte Triggerpunkte sind hierbei:

- Trapezius (Nacken und Schultern)
- Supraspinatus (oberer Rücken)
- Infraspinatus (mittlerer Rücken, Schulterblattbereich)
- Quadratus lumborum (tiefer Rücken)
- Levator scapulae (von Nacken zu oberem Rücken)

## CHRONISCHE MUSKELSCHMERZEN

Chronische Muskelschmerzen sind mehr als nur ein kurzfristiges Ärgernis; sie halten an und beeinträchtigen die täglichen Aktivitäten und die allgemeine Lebensfreude. Diese Schmerzen kommen oft schleichend und bleiben lange, ausgelöst durch Faktoren wie dauerhafte Fehlhaltungen, ständige körperliche Belastung oder durch medizinische Bedingungen wie Arthritis oder Fibromyalgie.

Anders als der akute Schmerz, der als direkte Warnung des Körpers dient und oft nach einer Heilung des Auslösers verschwindet, sind chronische Muskelschmerzen hartnäckig und oft schwierig, vollständig zu heilen. Sie manifestieren sich in Form von andauernden Schmerzgefühlen, Steifheit oder einem ständigen Brennen, was sowohl die körperliche als auch die seelische Verfassung stark beeinflussen kann.

Die Bewältigung dieser Schmerzen erfordert meist eine Kombination aus verschiedenen Ansätzen wie **Physiotherapie, medikamentösen Behandlungen, Entspannungsmethoden** und manchmal auch Anpassungen im Lebensstil. Ziel ist es, nicht nur die Schmerzen zu lindern, sondern auch die Lebensqualität nachhaltig zu verbessern.

Gitterpflaster auf bestimmten Triggerpunkten können bei chronischen Muskelschmerzen besonders effektiv sein, um Linderung zu erzielen:

- Trapezius
- Subokzipitale Triggerpunkte
- Gluteus medius
- Pectoralis major
- Piriformis
- Flexor carpi radialis

## MYOFASZIALE SCHMERZEN

Myofasziale Schmerzen sind eine Art von chronischen Schmerzen, die auf Probleme mit den Muskeln und dem umgebenden Fasziengewebe zurückzuführen sind. Faszien sind dünne, zähe Bindegewebsschichten, die Muskeln, Knochen, Nerven und Organe umgeben. Wenn diese Fasziengewebe verletzt oder gestresst werden, können sie verhärten und Triggerpunkte bilden – kleine, schmerzhafte Knoten, die besonders druckempfindlich sind.

Menschen mit myofaszialen Schmerzen erleben oft tiefe Schmerzen in bestimmten Bereichen ihres Körpers, die sich verschlimmern können, wenn der Druck auf die Triggerpunkte ausgeübt wird. Diese Schmerzen können auch zu benachbarten Körperbereichen ausstrahlen, was das Identifizieren der tatsächlichen Schmerzquelle erschweren kann.

Die Behandlung myofaszialer Schmerzen umfasst in der Regel Techniken wie **Massage, Triggerpunkttherapie**, physikalische Therapie und in manchen Fällen auch die Anwendung von Wärme oder Kälte. **Entspannungsübungen und Stressmanagement** sind ebenfalls wichtige Aspekte der Behandlung, da Stress und Muskelverspannungen die Schmerzen verschlimmern können. Gitterpflaster können als Teil der Behandlung verwendet werden, um die Durchblutung zu fördern und die Muskelspannung zu verringern, indem sie auf die betroffenen Stellen oder in deren Nähe angebracht werden.

Platzieren Sie die Crosstapes hierzu direkt auf den tastbaren, knotigen Verhärtungen. Zum Beispiel sollten die Pflaster bei Nackenschmerzen durch Triggerpunkte im Trapezmuskel genau über diesen Verhärtungen angebracht werden. Ansonsten bieten sich dieselben Triggerpunkte an, die Sie auch bei chronischen Muskelschmerzen nutzen. Die mechanische Stimulation durch das Pflaster kann die Blutzirkulation fördern und helfen, die verkrampften Muskelpartien zu entspannen.

## ISCHÄMISCHE MUSKELSCHMERZEN

Ischämische Muskelschmerzen sind eine spezielle Art von Schmerz, die entsteht, wenn die Muskeln nicht genügend durchblutet werden. Ohne eine ausreichende Blutversorgung bekommen die Muskeln nicht genug Sauerstoff und Nährstoffe, was zu Schmerzen und oft auch zu einer verminderten Funktionalität führt. Häufig betroffen sind Personen, die lange stehen oder sitzen müssen, sowie Menschen mit Gefäßerkrankungen.

Die Symptome können von einem dumpfen Schmerz bis hin zu starken Krämpfen reichen, besonders nach körperlicher Aktivität, da der Sauerstoffbedarf der Muskeln steigt. Die Schmerzen können sich verbessern, wenn die Aktivität eingestellt wird und der Muskel zur Ruhe kommt.

Zur Behandlung von ischämischen Muskelschmerzen ist es entscheidend, die **zugrundeliegende Ursache der schlechten Durchblutung** zu adressieren. Dies kann medizinische Interventionen erfordern, um die Blutzirkulation zu verbessern, sowie Änderungen im Lebensstil, wie die Förderung regelmäßiger Bewegung und die Vermeidung von Faktoren, die die Blutzirkulation weiter einschränken könnten. In manchen Fällen können auch Wärmebehandlungen und physiotherapeutische Übungen helfen, die Durchblutung zu fördern und die Schmerzen zu lindern.

Kleben Sie die Gitterpflaster auf Bereiche mit schlechter Durchblutung, wie beispielsweise die Waden oder Oberschenkel. Das Pflaster kann die Haut anheben und den Blutfluss lokal verbessern, was hilft, den Sauerstofftransport zu den Muskeln zu erhöhen und die Schmerzen zu lindern. Darüber hinaus sind einige spezifische Akupressurpunkte hilfreich:

- ◆ PC6 (Nei Guan)
- ◆ SP6 (San Yin Jiao)
- ◆ ST36 (Zu San Li)

## ENTZÜNDLICHE MUSKELSCHMERZEN

Entzündliche Muskelschmerzen entstehen oft im Rahmen von Erkrankungen, die mit Entzündungen im Körper verbunden sind, wie Myositis oder verschiedene Autoimmunerkrankungen. Bei diesen Zuständen greift das Immunsystem fälschlicherweise das eigene Muskelgewebe an, was zu Schmerzen, Steifheit und manchmal auch zu Schwellungen führt.

> **Tipp:** Entzündliche Muskelschmerzen sind typischerweise mit Schwellungen, Rötungen und einer Schwäche der betroffenen Muskeln verbunden.

Die Schmerzen sind meist nicht nur auf die Muskeln beschränkt, sondern können auch ein allgemeines Gefühl von Erschöpfung und Schwäche verursachen. Die Behandlung zielt häufig darauf ab, die Entzündung zu reduzieren, was wiederum die Schmerzen lindert und die Funktionalität verbessert. Dies kann durch Medikamente wie entzündungshemmende Mittel oder durch spezifische

Therapien erfolgen, die auf die zugrundeliegende Ursache der Entzündung abzielen. Gitterpflaster können Ihnen hier Linderung verschaffen.

Positionieren Sie die Crosstapes auf den entzündeten Muskeln, um die Entzündungsflüssigkeit durch verbesserten Lymphfluss zu reduzieren. Dies kann an Armen, Beinen oder dem Rücken erfolgen, abhängig von den Symptomen. Darüber hinaus können die Crosstapes auf folgende Akupressurpunkte geklebt werden:

- LI4 (He Gu)
- ST36 (Zu San Li)
- SP6 (San Yin Jiao)

## NEUROPATHISCHE MUSKELSCHMERZEN

Neuropathische Muskelschmerzen entstehen durch eine Schädigung oder Fehlfunktion der Nerven, die für die Schmerzübertragung verantwortlich sind. Diese Art von Schmerzen wird oft als brennend, stechend oder als elektrische Schläge beschrieben. Die Betroffenen können auch eine erhöhte Empfindlichkeit auf Berührungen erleben, die normalerweise nicht schmerzhaft wären.

Die Ursachen sind vielfältig und reichen von Diabetes über Gürtelrose und Nervenkompressionssyndrome wie beispielsweise das Karpaltunnelsyndrom bis hin zu bestimmten Medikamenten. Neurologische Erkrankungen wie Multiple Sklerose sowie chemische oder physikalische Schäden an Nerven, die durch Trauma oder Operationen verursacht wurden, können ebenfalls als Auslöser fungieren. Neuropathische Muskelschmerzen können auch nach Verletzungen oder Operationen auftreten.

> **Tipp:** Da neuropathische Schmerzen eine zugrundeliegende Nervenschädigung widerspiegeln, ist es wichtig, die spezifische Ursache zu diagnostizieren und zu behandeln, um eine weitere Verschlechterung zu verhindern und die Lebensqualität zu verbessern.

Gitterpflaster können bei der Behandlung von neuropathischen Muskelschmerzen eine unterstützende Rolle spielen. Durch die Anwendung der

Pflaster direkt über den betroffenen Nervenbahnen oder schmerzhaften Bereichen kann die mechanische Stimulation die lokale Durchblutung und den Lymphfluss verbessern. Dies hilft, Entzündungsmediatoren abzutransportieren, und kann zur Schmerzlinderung beitragen.

Darüber hinaus können folgende Akupressurpunkte Linderung verschaffen, wenn Sie ein Gitterpflaster darauf platzieren:

- PC6 (Nei Guan)
- GB34 (Yang Ling Quan)
- SP9 (Yin Ling Quan)

## MUSKELSCHMERZEN BEI SPORTLICHEN AKTIVITÄTEN

Muskelschmerzen bei sportlichen Aktivitäten sind ein weitverbreitetes Phänomen, das Athleten aller Leistungsniveaus betrifft. Solche Schmerzen können durch Überbeanspruchung, unzureichende Aufwärmroutinen oder durch die natürliche Belastung des Körpers während intensiver körperlicher Betätigung entstehen. Häufig betroffen sind dabei die Muskeln, die während des Trainings besonders stark beansprucht werden, wie die Beine beim Laufen oder die Arme beim Gewichtheben.

> **Tipp:** Häufig sind Muskelschmerzen das Resultat von Überbeanspruchung oder kleinen Verletzungen der Muskelfasern, bekannt als Mikrotrauma.

Diese Muskelschmerzen äußern sich oft als Muskelkater, der typischerweise ein bis zwei Tage nach dem Training auftritt. Muskelkater ist eigentlich ein Zeichen dafür, dass der Körper sich an die Belastung anpasst und stärker wird. Jedoch können bei zu starker oder falscher Belastung auch Zerrungen oder Risse in den Muskelfasern entstehen, die zu ernsthaften Verletzungen führen können.

Gitterpflaster können effektiv eingesetzt werden, um die Erholung nach intensivem Training zu unterstützen und Muskelschmerzen zu lindern. Die Pflaster sollten auf die betroffenen Muskelpartien, wie Waden, Oberschenkel, Rücken oder Schultern, geklebt werden, je nachdem, welche Bereiche belastet wurden. Darüber hinaus kann die Anwendung auf folgenden Akupressurpunkten hilfreich sein:

- LI4 (He Gu)
- ST36 (Zu San Li)
- GB34 (Yang Ling Quan)
- SP6 (San Yin Jiao)

Die leichte Anhebung der Haut durch das Pflaster verbessert den Lymphfluss und die Durchblutung, was dabei hilft, entzündliche Stoffe und Milchsäure, die sich nach dem Training ansammeln können, schneller abzutransportieren. Dies kann die Heilung beschleunigen und die Schmerzen sowie Steifheit reduzieren.

> **Wissenswert:** Milchsäure, auch bekannt als Laktat, ist eine organische Verbindung, die während des Stoffwechsels in den Muskeln gebildet wird, besonders unter anaeroben Bedingungen, also wenn nicht genügend Sauerstoff vorhanden ist, wie während intensiver körperlicher Anstrengung. Sie entsteht durch den Abbau von Glukose in den Muskeln und kann zu Muskelermüdung führen. Der Körper kann Milchsäure auch als Energiequelle nutzen, indem er sie in der Leber zu Glukose zurückverwandelt, ein Prozess, der als Cori-Zyklus bekannt ist.

# 9 ARTEN VON GELENKSCHMERZEN GEZIELT BEHANDELN

Gelenkschmerzen sind ein weitverbreitetes Problem. Ob durch Arthritis, Sportverletzungen oder degenerative Erkrankungen – Gelenkschmerzen können die Beweglichkeit stark einschränken und die Lebensqualität erheblich mindern. Gitterpflaster bieten eine gute Möglichkeit, um die Beschwerden in den Gelenken zu lindern und den Heilungsprozess zu unterstützen.

## VERLETZUNGSBEDINGTE GELENKSCHMERZEN

Verletzungsbedingte Gelenkschmerzen können Menschen jeden Alters betreffen, insbesondere diejenigen, die sportlich aktiv sind oder körperlich anspruchsvolle Berufe ausüben. Solche Schmerzen entstehen oft durch direkte Verletzungen am Gelenk, wie Stürze, Schläge oder das Verdrehen eines Gelenks. Die Folgen können von einfachen Prellungen bis hin zu komplexeren Problemen wie Bänderrissen, Meniskusschäden oder Gelenkdislokationen reichen.

Wenn ein Gelenk verletzt wird, reagiert der Körper häufig mit Schwellungen und Entzündungen, was zu Schmerzen und eingeschränkter Beweglichkeit führt. Die Schmerzen dienen als Warnsignal des Körpers, das darauf hinweist, dass etwas nicht stimmt und geschützt oder behandelt werden muss.

Die Behandlung reicht von der **Anwendung von Eis zur Linderung der Schwellung** über das Hochlagern des betroffenen Bereichs bis hin zur Reduzierung der Entzündung und Verwendung von Schienen oder Bandagen zur Stabilisierung des Gelenks.

Gitterpflaster können als ergänzende Behandlung eingesetzt werden, indem sie durch ihre spezielle Anwendung auf dem betroffenen Gelenk oder um das betroffene Gelenk herum die lokale Durchblutung und den Lymphfluss fördern. Dies kann dazu beitragen, Entzündungsprodukte schneller abzutransportieren und so die Heilung zu beschleunigen und Schmerzen zu lindern. Sie sind besonders nützlich bei kleineren Verletzungen oder während der fortgeschrittenen Phasen der Heilung, um die Funktionsfähigkeit des Gelenks zu verbessern und die Rückkehr zu normalen Aktivitäten zu erleichtern.

Spezifische Punkte für Akupressurpflaster sind hier:

- GB34 (Yang Ling Quan)
- ST35 (Dubi)
- SP6 (San Yin Jiao)

Jedoch ist es wichtig, zu betonen, dass bei schwerwiegenderen Gelenkverletzungen wie schweren Bänderrissen oder kompletten Dislokationen professionelle medizinische Behandlung notwendig ist. In solchen Fällen können Crosstapes unterstützend wirken, sollten aber keinesfalls die Hauptbehandlung ersetzen.

## GELENKSCHMERZEN DURCH ÜBERLASTUNG

Gelenkschmerzen, die durch Überlastung entstehen, sind ein allgegenwärtiges Problem, das sowohl Athleten als auch Personen betrifft, die repetitive Tätigkeiten ausüben. Solche Schmerzen entwickeln sich meist langsam und werden durch fortwährende Belastungen oder wiederholte Bewegungen verursacht, welche die Gelenke stark beanspruchen. Dies führt häufig zu einer Überdehnung der umliegenden Muskeln, Sehnen und Bänder, die sich in Symptomen wie Schmerzen bei Bewegung, Schwellungen, Steifheit und einem eingeschränkten Bewegungsumfang manifestieren.

> **Tipp:** Manchmal hilft es, die Gelenke während der Arbeit oder des Sports mithilfe von Bandagen oder Tapes zu stabilisieren.

Präventive Maßnahmen spielen eine entscheidende Rolle, um Überlastungsschmerzen zu vermeiden. Dazu gehören angemessenes **Aufwärmen und Abkühlen** vor und nach körperlicher Aktivität, das Einlegen regelmäßiger Pausen während lang anhaltender Tätigkeiten und eine ergonomisch angepasste Arbeitsumgebung, um nur einige zu nennen.

Crosstapes bieten eine ergänzende Behandlungsmöglichkeit. Sie unterstützen die natürliche Heilung, indem sie die lokale Durchblutung fördern und so zur Reduktion von Entzündungen und Schmerzen beitragen. Die Anwendung des Pflasters erfolgt direkt auf dem betroffenen Gelenk oder um das betroffene Gelenk, um unmittelbare Erleichterung zu verschaffen. Weitere Punkte aus der TCM sind:

- LI4 (He Gu)
- GB34 (Yang Ling Quan)
- ST36 (Zu San Li)
- SP9 (Yin Ling Quan)

## GELENKSCHMERZEN DURCH SYSTEMISCHE ERKRANKUNGEN

Systemische Erkrankungen wie Lupus oder Fibromyalgie können Gelenkschmerzen verursachen, die durch Autoimmunreaktionen des Körpers entstehen, bei denen der Körper das eigene Gewebe angreift. Auch weitverbreitete Muskelschmerzen sind möglich. Diese Erkrankungen führen zu chronischen Schmerzen, die mehrere Gelenke betreffen und die Lebensqualität erheblich beeinträchtigen können.

Bei Lupus beispielsweise können die Gitterpflaster auf die betroffenen Gelenke geklebt werden, zum Beispiel an den Händen oder Knien. Diese

Anwendung kann helfen, die Schmerzen zu lindern und die Schwellung zu reduzieren, indem sie den Abtransport von entzündlichen Flüssigkeiten fördert und die Durchblutung verbessert. Bei Fibromyalgie können die Pflaster auf die schmerzenden Bereiche des Rückens oder der Schultern geklebt werden.

Zusätzlich zu den Akupressurpunkten, die im vorherigen Kapitel genannt wurden, kann auch der Anwendungsbereich LV3 (Tai Chong) sinnvoll für ein Crosstape sein.

## AKUTE GELENKSCHMERZEN

Akute Gelenkschmerzen treten plötzlich auf und können eine direkte Folge von Verletzungen, Überanstrengungen oder entzündlichen Zuständen sein. Typisch für solche Schmerzen sind Symptome wie starke Schmerzempfindungen, die sich bei Bewegung verschlimmern, sichtbare Schwellungen, Rötungen und eine erhöhte Wärmeentwicklung im betroffenen Bereich sowie eine eingeschränkte Beweglichkeit des Gelenks. Diese Symptome erfordern oft eine schnelle Reaktion, um die zugrundeliegenden Ursachen zu behandeln und eine Verschlimmerung des Zustandes zu verhindern.

Die erste Behandlungsmaßnahme bei akuten Gelenkschmerzen umfasst häufig die **Kühlung des betroffenen Bereichs**, die Schonung des Gelenks und das Hochlagern, um Schwellungen zu reduzieren. Medikamentöse Behandlungen mit Schmerzmitteln und entzündungshemmenden Medikamenten sind gängige Ansätze, um die unmittelbaren Symptome zu lindern.

Sie können Gitterpflaster als ergänzende Behandlung nutzen, um hierdurch die Durchblutung im betroffenen Bereich zu verbessern und den Lymphfluss zu stimulieren. Zugleich können Sie Ihre Schmerzen reduzieren. Die Crosstapes liefern Ihnen sanfte Stimuli, die den Heilungsprozess unterstützen und Schwellungen reduzieren können.

Zusätzlich zu den im Kapitel *Gelenkschmerzen durch Überlastung* genannten Punkten bietet sich auch ST35 (Dubi) an.

## CHRONISCHE GELENKSCHMERZEN

Chronische Gelenkschmerzen betreffen Millionen von Menschen weltweit. Diese Art von Schmerzen ist nicht nur eine physische Belastung, sondern beeinflusst auch die psychische Gesundheit und die Lebensqualität der Betroffenen erheblich. Im Gegensatz zu akuten Gelenkschmerzen, die plötzlich auftreten und oft durch eine direkte Ursache wie eine Verletzung bedingt sind, entwickeln sich chronische Gelenkschmerzen allmählich und können über lange Zeiträume bestehen bleiben.

Die Ursachen sind vielfältig und reichen von Abnutzungserscheinungen über entzündliche Erkrankungen bis hin zu Autoimmunerkrankungen. Die Schmerzen manifestieren sich durch eine Reihe von Symptomen, darunter anhaltende Schmerzen, Schwellungen, Rötungen in den betroffenen Bereichen und eine eingeschränkte Bewegungsfreiheit. Diese Symptome können schubweise auftreten, wobei Phasen starker Schmerzen von Perioden relativer Ruhe abgelöst werden.

Die Behandlung chronischer Gelenkschmerzen zielt darauf ab, Schmerzen zu lindern, Entzündungen zu reduzieren und die Mobilität zu verbessern. Medikamentöse Therapien umfassen nichtsteroidale Antirheumatika, Kortikosteroide und bei bestimmten Erkrankungen wie rheumatoider Arthritis auch krankheitsmodifizierende antirheumatische Medikamente und biologische Therapien. **Physiotherapie** ist ebenfalls ein zentraler Bestandteil der Behandlung, um die Beweglichkeit zu fördern und die Muskeln zu stärken.

Gitterpflaster können als ergänzende Behandlung bei chronischen Gelenkschmerzen sehr nützlich sein. Durch ihre Anwendung wird die lokale Durchblutung gefördert, was dazu beitragen kann, Entzündungen zu reduzieren und Schmerzen zu lindern. Die Pflaster werden direkt über dem betroffenen Gelenk angebracht und bieten eine sanfte, aber effektive Unterstützung. Sie können helfen, die Funktion der Gelenke zu verbessern und das allgemeine Wohlbefinden zu fördern.

Wohltuende Akupressurpunkte, die Ihnen Linderung verschaffen, sind LI4 (He Gu), ST36 (Zu San Li), GB34 (Yang Ling Quan) und SP6 (San Yin Jiao), die aus dem Kapitel *Muskelschmerzen bei sportlichen Aktivitäten* bereits bekannt sind.

## RHEUMATISCHE GELENKSCHMERZEN

In den Gelenken verborgen äußert sich der rheumatische Schmerz oft heimtückisch und unvorhersehbar. Rheumatische Erkrankungen umfassen eine Vielzahl von Zuständen, darunter rheumatoide Arthritis, Fibromyalgie und Gicht. Sie alle teilen die Gemeinsamkeit, dass das Immunsystem irrtümlicherweise gesundes Gewebe angreift, was zu Entzündungen und Schmerzen in den Gelenken führt. Der Umgang mit diesen Schmerzen erfordert oft eine Kombination aus Medikamenten, Physiotherapie und alternativen Behandlungsformen.

Ein Therapeut oder Sie selbst können die Crosstapes direkt über den schmerzenden Gelenken oder in deren Nähe anbringen. Die leichte Anhebung der Haut erhöht den Raum in der darunterliegenden Hautschicht, was wiederum dazu beiträgt, den Druck auf die Gelenke zu verringern. Diese Entlastung kann die Durchblutung und den Lymphfluss fördern, wodurch Entzündungsprodukte schneller abtransportiert werden können.

Zudem wird vermutet, dass durch die Anwendung von Gitterpflastern auch die Schmerzsignale, die zum Gehirn gesendet werden, modifiziert werden können, was eine Verringerung der Schmerzwahrnehmung zur Folge haben könnte.

Einige konkrete Anwendungsbeispiele sind:

- ST36 (Zu San Li)
- GB40 (Qiuxu)
- SP6 (San Yin Jiao)

> **Tipp:** Der Punkt GB20 (Feng Chi) ist besonders hilfreich bei der Linderung von Nackenschmerzen und Kopfschmerzen, die häufig mit rheumatischen Erkrankungen einhergehen.

Natürlich ist die Wirkung von Gitterpflastern nicht bei jedem gleich und auch nicht bei allen Arten von rheumatischen Erkrankungen gleich effektiv. Es gibt Patienten, die eine sofortige Linderung ihrer Symptome erleben, während andere nur eine minimale oder gar keine Verbesserung feststellen.

## POSTTRAUMATISCHE GELENKSCHMERZEN

Die häufigsten Ursachen für posttraumatische Gelenkschmerzen sind Sport-verletzungen, Unfälle im Haushalt oder Verkehrsunfälle, die zu Prellungen, Zerrungen, Bänderrissen oder sogar Knochenbrüchen führen können. Sol-che Verletzungen können akute Schmerzen verursachen, die sofort nach dem Trauma auftreten und oft von Schwellungen, Blutergüssen und eingeschränk-ter Beweglichkeit begleitet werden. Wenn das betroffene Gelenk nicht richtig heilt oder übermäßig belastet wird, bevor es vollständig genesen ist, können sich chronische Schmerzen entwickeln.

Die Behandlung von posttraumatischen Gelenkschmerzen kann konservativ oder operativ sein, abhängig von der Art und Schwere der Verletzung. Kon-servative Behandlungen umfassen:

- Ruhigstellung des Gelenks zur Förderung der Heilung.
- Physiotherapie zur Stärkung der Muskulatur und Verbesserung der Gelenkfunktion.
- Schmerzmanagement durch Medikamente wie nichtsteroidale Anti-rheumatika, die sowohl Schmerzen lindern als auch Entzündungen reduzieren.

Gitterpflaster können als Teil eines umfassenden Behandlungsplans zur Unter-stützung der Heilung und Schmerzlinderung eingesetzt werden. Sie werden auf die Haut über dem betroffenen Gelenk geklebt und können helfen, die lokale Durchblutung zu verbessern und den Lymphfluss zu fördern. Dies kann zur Reduzierung von Schwellungen beitragen und den Heilungsprozess beschleunigen.

Außerdem gibt es einige spezielle Punkte, die bei der Linderung posttrauma-tischer Gelenkschmerzen hilfreich sein können:

- LU7 (Lie Que)
- KI3 (Tai Xi)
- BL60 (Kun Lun)

## GELENKSCHMERZEN DURCH DEGENERATIVE VERÄNDERUNGEN

Degenerative Gelenkschmerzen beginnen typischerweise mit dem Verschleiß des Knorpels, der als Puffer zwischen den Knochen in den Gelenken dient. Ohne diesen Schutz reiben die Knochen direkt aneinander, was zu Schmerzen, Schwellungen und einer verringerten Beweglichkeit führt. Risikofaktoren sind unter anderem Alter, Übergewicht, frühere Gelenkverletzungen und wiederholte Belastungen oder hohe Beanspruchung bestimmter Gelenke durch berufliche Tätigkeiten oder Sport.

Die Symptome der degenerativen Gelenkschmerzen entwickeln sich oft langsam und verschlimmern sich mit der Zeit. Anfänglich können die Schmerzen ausschließlich nach längeren Aktivitäten auftreten und nach Ruhephasen abklingen. Mit fortschreitender Erkrankung können die Schmerzen jedoch hartnäckiger werden und auch in Ruhephasen auftreten. Eine steifere Gelenkfunktion am Morgen oder nach Inaktivität ist ebenfalls ein häufiges Symptom.

Eine Behandlung zielt darauf ab, die Symptome zu lindern und die weitere Degeneration zu verlangsamen:

- **Medikamentöse Behandlung:** Schmerzlindernde und entzündungshemmende Medikamente helfen dem Betroffenen mit seinen Symptomen.
- **Physiotherapie:** Gezielte Übungen können helfen, die Flexibilität zu erhöhen, die Muskeln zu stärken und die Gelenkfunktion zu verbessern.
- **Gewichtsmanagement:** Gewichtsreduktion kann den Druck auf die Gelenke verringern und die Schmerzen reduzieren.
- **Orthopädische Hilfsmittel:** Schienen oder orthopädische Einlagen können dazu beitragen, die Gelenke zu unterstützen und die Belastung zu verringern.

Gitterpflaster können ergänzend verwendet werden, um die Durchblutung und den Lymphfluss im betroffenen Bereich zu verbessern, was die Heilung unterstützen und zur Schmerzlinderung beitragen kann. Diese Pflaster werden direkt über dem schmerzenden Gelenk angebracht, um die Mobilität zu fördern und die Lebensqualität zu verbessern. Einige hilfreiche Punkte, um die Pflaster anzubringen, sind:

- BL23 (Shen Shu)
- SI3 (Hou Xi)
- HT7 (Shen Men)

## WETTERBEDINGTE GELENKSCHMERZEN

Wetterbedingte Gelenkschmerzen sind auch als Wetterschmerz bekannt. Dabei handelt es sich um ein faszinierendes Phänomen, das viele Menschen erleben, wenn sich das Wetter ändert. Dieser Zustand ist besonders bei Menschen mit chronischen Gelenkerkrankungen wie Arthritis verbreitet, kann aber auch Personen ohne diese Vorerkrankungen betreffen. Die Symptome variieren dabei, umfassen jedoch typischerweise eine erhöhte Steifheit, Schmerz oder Schwellung in den betroffenen Gelenken und eine geringere Beweglichkeit.

Der genaue Mechanismus, wie Wetteränderungen Gelenkschmerzen beeinflussen, wurde noch nicht vollständig verstanden, aber es gibt mehrere Theorien: Eine gängige ist, dass Veränderungen des Luftdrucks die Druckverhältnisse innerhalb der Gelenke beeinflussen können. Wenn der atmosphärische Druck sinkt, was oft vor Regen der Fall ist, können sich die Gewebe im Körper ausdehnen. Hierdurch können entzündete oder beschädigte Gelenke zusammengedrückt werden, was den Schmerz verstärkt.

Eine andere Theorie bezieht sich auf die Temperatur: Kälte kann die Viskosität der Synovialflüssigkeit, die als Schmiermittel in den Gelenken dient, erhöhen. Dadurch wird die Beweglichkeit erschwert und Steifheit erzeugt. Feuchte Wetterbedingungen können ebenfalls Entzündungen verschlimmern, da höhere Luftfeuchtigkeit oft zu einer verstärkten Entzündungsreaktion im Körper führt.

Die Behandlung wetterbedingter Gelenkschmerzen umfasst meist Maßnahmen, die auch generell gegen Gelenkschmerzen eingesetzt werden, wie **Wärmeanwendungen, Physiotherapie und medikamentöse Therapie**.

Crosstapes können ebenfalls zur Behandlung wetterbedingter Gelenkschmerzen verwendet werden. Die Pflaster können die lokale Durchblutung und den Lymphfluss verbessern und somit dazu beitragen, entzündliche Prozesse und damit verbundene Schmerzen zu mildern. Neben den gängigen und bereits genannten Punkten können diese weniger bekannten, aber sehr effektiven Akupressurpunkte wetterbedingte Gelenkschmerzen lindern und die Gelenkfunktion unterstützen:

- BL40 (Wei Zhong)
- CV6 (Qi Hai)
- GB39 (Xuan Zhong)

Um die Auswirkungen von Wetterumschwüngen zu minimieren, ist es auch hilfreich, das Heim warm und trocken zu halten und sich entsprechend zu kleiden, um den Körper vor Kälte und Feuchtigkeit zu schützen. Eine Kombination aus Verständnis der eigenen Symptome, präventiven Maßnahmen und effektiven Behandlungsmethoden ist der beste Weg, um diese Art von Schmerzen zu managen.

## SCHMERZEN NACH IMPFUNGEN REDUZIEREN

Schmerzen nach Impfungen sind eine häufige und ganz normale Reaktion des Körpers. Sie zeigen, dass das Immunsystem aktiviert wird und auf den Impfstoff reagiert. Meistens sind diese Schmerzen mild und verschwinden nach einigen Tagen von selbst. Doch obwohl sie gewöhnlich sind, können sie manchmal unangenehm sein und das tägliche Leben kurzzeitig beeinträchtigen.

Es gibt verschiedene Wege, um die Schmerzen nach einer Impfung zu lindern. Einfache und effektive Methoden sind oft die besten. **Kühlung der Impfstelle** durch ein kaltes Tuch oder ein Kühlkissen kann sofortige Erleichterung bringen und hilft, Schwellungen zu reduzieren. Es ist jedoch wichtig, ein Tuch zwischen die Haut und das Kühlkissen zu legen, um Hautirritationen zu vermeiden.

> **Tipp:** Die Anwendung von Crosstapes nach einer Impfung ist einfach und sicher, solange die Haut intakt ist und keine Anzeichen einer Infektion vorliegen.

Einige gute Ansatzpunkte, um die Crosstapes auf der Haut aufzubringen, sind neben dem bereits bekannten LI4 (He Gu) die Punkte LI11 (Qu Chi) und TW5 (Wai Guan).

Leichte Bewegung des geimpften Arms oder Beins kann ebenfalls helfen, den Schmerz zu verringern und die Steifheit zu lösen. Obwohl es zunächst etwas widersprüchlich klingen mag, fördert die Bewegung die Durchblutung und kann dadurch die Heilung beschleunigen. Natürlich sollte man es nicht übertreiben. Bei stärkeren Schmerzen oder wenn die Bewegung unangenehm ist, ist es besser, sich zu schonen.

## ZAHNSCHMERZEN LINDERN

Zahnschmerzen haben verschiedene Ursachen. Zu den häufigsten gehören:

1. **Karies**: Karies entsteht durch den Abbau von Zahnschmelz durch Bakterien. Dies kann zu empfindlichen Stellen und starken Schmerzen führen.
2. **Zahnfleischerkrankungen**: Entzündungen des Zahnfleisches, wie Gingivitis oder Parodontitis, können Schmerzen und Schwellungen verursachen.
3. **Zahninfektionen**: Infektionen, die bis zur Wurzel eines Zahnes vordringen, können heftige Schmerzen auslösen und erfordern meist eine zahnärztliche Behandlung.
4. **Zahnverletzungen**: Ein abgebrochener oder rissiger Zahn kann ebenfalls zu Schmerzen führen.
5. **Zahnempfindlichkeit**: Überempfindliche Zähne reagieren oft schmerzhaft auf heiße, kalte oder süße Speisen und Getränke.

Die Anwendung von Gitterpflastern zur Linderung von Zahnschmerzen ist ein innovativer Ansatz, der auf den Prinzipien der Reflexzonentherapie basiert. Diese Methode nutzt die Idee, dass bestimmte Bereiche auf der Haut mit inneren Organen und anderen Körperteilen, einschließlich der Zähne, korrespondieren.

Bei Zahnschmerzen werden Akupunkturpflaster daher auf bestimmte Punkte im Gesicht oder auf den Meridianen angebracht, die energetisch mit dem Gebiss verbunden sind. Typische Anwendungsorte sind zum Beispiel:

- Die Wangen, nahe dem Kiefergelenk, um Schmerzen im Zusammenhang mit dem Kiefer und den Zähnen zu beeinflussen.
- Bestimmte Punkte am Ohr, die in der Aurikulotherapie als relevant für Zahngesundheit identifiziert wurden.
- Der Bereich über bestimmten Nacken- und Rückenmuskeln, die in der chinesischen Medizin mit dem Mundraum in Verbindung stehen.

Ein sehr effektiver Punkt zur Linderung von Zahnschmerzen ist der schon mehrfach erwähnte LI4 (He Gu). Zudem kann der Punkt ST6 (Jia Che) bei Schmerzen Abhilfe schaffen.

Gitterpflaster können auch bei kieferorthopädischen Beschwerden und nach Zahnextraktionen eine wertvolle Unterstützung bieten, indem sie die Schmerzen lindern und den Heilungsprozess fördern:

**Kieferorthopädische Behandlungen**, wie das Tragen einer Zahnspange, können oft zu Schmerzen und Unbehagen führen, besonders nach einer Anpassung der Apparaturen. Crosstapes können hier helfen, indem sie auf die oben genannten Punkte aufgebracht werden. Diese Anwendung kann dazu beitragen, die durch Druck und Bewegung der Zähne verursachten Schmerzen zu reduzieren.

Nach einer **Zahnextraktion** ist es üblich, dass Schmerzen und Schwellungen auftreten. Gitterpflaster können auch in diesem Fall unterstützend wirken, indem sie außerhalb des direkten Wundbereichs aufgeklebt werden.

> **Tipp:** Bei der Anwendung von Gitterpflastern im Bereich des Mundes und des Kiefers ist besondere Vorsicht geboten, um die Haut nicht zu reizen und die Wundheilung nicht negativ zu beeinflussen.

Es ist wichtig, zu betonen, dass Crosstapes eine ergänzende Behandlung darstellen und nicht als Ersatz für eine professionelle zahnmedizinische Versorgung angesehen werden sollten. Bei anhaltenden oder schweren Zahnschmerzen ist es unerlässlich, einen Zahnarzt aufzusuchen, da diese auf ernsthafte Probleme wie Infektionen oder Karies hinweisen können.

**Tipp: Ölziehen** ist eine traditionelle Methode aus der ayurvedischen Medizin, die zur Verbesserung der Mundhygiene und zur Linderung von Zahnschmerzen genutzt wird. Dabei wird ein Esslöffel Öl, meist Kokos-, Sesam- oder Sonnenblumenöl, für etwa 15 bis 20 Minuten im Mund gespült. Diese Technik hilft, schädliche Bakterien und Plaque zu reduzieren, was Entzündungen und Zahnfleischprobleme verringern kann. Zusätzlich kann es Mundgeruch bekämpfen und bei regelmäßiger Anwendung die allgemeine Mundgesundheit fördern. Nach dem Ölziehen sollte das Öl in den Müll gespuckt und der Mund mit warmem Wasser gespült werden.

# KAPITEL 3

# HEILEN UND ENTZÜNDUNGEN REDUZIEREN – 12 PRAKTISCHE METHODEN

Entzündungen sind mehr als nur eine Abwehrreaktion des Körpers – sie zeigen, dass ein Heilungsprozess im Gange ist. Während eine kurzfristige Entzündung für die Genesung notwendig ist, kann eine chronische Entzündung jedoch langfristig zu zahlreichen Gesundheitsproblemen führen. Deshalb ist es von entscheidender Bedeutung, Entzündungen zu minimieren und den Heilungsprozess zu beschleunigen.

## SEHNENENTZÜNDUNGEN EFFEKTIV LINDERN

Sehnenentzündungen, auch bekannt als Tendinitis, sind ein häufiges Leiden bei Menschen, die regelmäßig repetitive Bewegungen ausführen oder plötzlich ihre Aktivitätsintensität steigern. Diese Gruppe umfasst Sportler, Musiker und Personen mit körperlich anspruchsvollen Berufen. Doch wie erkennt man eigentlich eine Sehnenentzündung? Typischerweise äußert sich dieses Problem durch Schmerzen im betroffenen Bereich, die sich bei Bewegung verstärken und in Ruhephasen nachlassen. Oft ist auch eine Schwellung sichtbar und die Haut um die Sehne fühlt sich wärmer an.

Die Schmerzen entstehen meist dort, wo die Sehne am Knochen befestigt ist, und können so intensiv sein, dass sie den Alltag stark beeinträchtigen. Betroffene beschreiben häufig einen stechenden Schmerz bei bestimmten Bewegungen oder einen dumpfen, anhaltenden Schmerz, der auch in Ruhephasen präsent ist.

Eine Methode zur Linderung dieser Schmerzen sind Gitterpflaster. Die korrekte Platzierung des Crosstapes ist entscheidend für dessen Wirksamkeit. Bei einer Achillessehnenentzündung sollte das Pflaster beispielsweise an der Rückseite des Unterschenkels, knapp oberhalb des Fersenbereichs, angebracht werden. Bei einem Golferellenbogen klebt man das Pflaster auf die Innenseite des Unterarms nahe dem Ellenbogen, und beim Tennisarm wird es auf die Außenseite des Unterarms, direkt über dem Ellenbogen, appliziert.

Gute Akupressurpunkte sind:

- LI4 (He Gu)
- GB34 (Yang Ling Quan)
- SI3 (Hou Xi)

Neben der Verwendung von Gitterpflastern gibt es zahlreiche andere Möglichkeiten, die Schmerzen bei Sehnenentzündungen effektiv zu behandeln: Kalte Kompressen sind ideal, um Schwellungen kurz nach deren Auftreten zu reduzieren, während Wärmeanwendungen die Durchblutung fördern und Verspannungen lösen können, was insbesondere bei chronischen Beschwerden hilfreich ist.

Ein Physiotherapeut kann spezielle Übungen empfehlen, die darauf abzielen, die betroffenen Sehnen sanft zu dehnen und zu stärken, ohne sie weiter zu reizen. Die **Anpassung der täglichen Aktivitäten** kann ebenfalls eine wichtige Rolle spielen, da Sehnenentzündungen oft durch repetitive Bewegungen oder Überbelastung entstehen. Es kann hilfreich sein, die Aktivitäten zu modifizieren oder Pausen einzulegen, um den betroffenen Sehnen Zeit zur Erholung zu geben.

> **Tipp:** Natürliche Entzündungshemmer wie Kurkuma oder Ingwer sind nützlich, um Symptome zu lindern.

## BURSITIS MINDERN

Bursitis, eine schmerzhafte Entzündung der Schleimbeutel (Bursa), die als Puffer zwischen Knochen und Weichteilen wie Muskeln, Sehnen oder Haut dienen, kann die täglichen Aktivitäten erheblich einschränken. Schleimbeutel befinden sich meist in Gelenknähe und sollen Reibung reduzieren, jedoch können Überbelastung, Verletzungen oder chronische Erkrankungen zu einer Entzündung führen, die mit Schmerzen, Schwellung und eingeschränkter Beweglichkeit einhergeht.

Bei der Anwendung von Gitterpflastern zur Behandlung von Bursitis sollte der Bereich um die entzündete Stelle herum beachtet werden. Das Pflaster wird nicht direkt über der entzündeten Bursa angebracht, sondern in der umliegenden Region, um eine Überreizung zu vermeiden.

Hier sind einige gute Punkte:

- ◆ GB34 (Yang Ling Quan)
- ◆ SP10 (Xue Hai)
- ◆ LI11 (Qu Chi)

Einige spezifische Bereiche, in denen Bursitis häufig auftritt, sind das Schultergelenk, das Ellenbogengelenk, oft als „Studentenellenbogen" bezeichnet, das Hüftgelenk sowie die Knie und die Fersen. Abhängig von der Lokalisation der Bursitis wird das Akupunkturpflaster entsprechend zugeschnitten und angelegt. Zum Beispiel:

- ◆ Bei Schulterbursitis wird das Pflaster entlang des Deltamuskels angebracht.
- ◆ Bei Bursitis im Bereich des Trochanter major (Teil des Oberschenkelknochens) werden die Pflaster um die Hüfte und über den seitlichen Oberschenkel geklebt.

Es ist wichtig, Gitterpflaster als **Teil eines integrativen Behandlungsansatzes** zu sehen. Sie sind besonders effektiv in Kombination mit anderen Behandlungen wie physikalischer Therapie, Eisapplikationen zur Reduktion der akuten Entzündung und gegebenenfalls medikamentöser Therapie zur Schmerzlinderung.

## 7 VARIANTEN DER ARTHRITIS ERLEICHTERN

Arthritis ist eine weitverbreitete Erkrankung, die durch Entzündungen der Gelenke gekennzeichnet ist und zu Schmerzen, Steifheit und Schwellungen führt. Es gibt verschiedene Arten von Arthritis, darunter beispielsweise rheumatoide Arthritis, die durch Autoimmunreaktionen verursacht wird, und Osteoarthritis, die durch den Abbau von Knorpel im Gelenk entsteht. Auf diese Vielzahl der Unterarten und eine adäquate Reaktion mit Gitterpflastern wird in diesem Unterkapitel eingegangen.

Grundsätzlich bieten sich bei Arthritis diese Stellen für ein Akupunkturpflaster an:

- ST36 (Zu San Li)
- SP6 (San Yin Jiao)
- GB34 (Yang Ling Quan)
- KI3 (Tai Xi)
- BL60 (Kun Lun)
- LV3 (Tai Chong)
- GB39 (Xuan Zhong)

## RHEUMATOIDE ARTHRITIS

Rheumatoide Arthritis, kurz RA, ist eine chronische Erkrankung, die vor allem die Gelenke betrifft, aber auch andere Teile des Körpers beeinflussen kann. Sie gehört zu den sogenannten Autoimmunerkrankungen, was bedeutet, dass das Immunsystem des Körpers irrtümlicherweise gesundes Gewebe angreift. Die genauen Ursachen dafür sind immer noch nicht vollständig geklärt, aber es scheint eine Kombination aus genetischen Faktoren und Umwelteinflüssen zu sein, die eine Rolle spielen.

Menschen mit rheumatoider Arthritis erleben typischerweise Schwellungen, Schmerzen und Steifigkeit in ihren Gelenken, besonders häufig in den Händen, Füßen und Knien. Diese Symptome können dazu führen, dass alltägliche Aktivitäten wie das Schreiben, das Halten von Gegenständen oder das Gehen schmerzhaft oder schwierig werden. Die Steifigkeit ist oft am Morgen am schlimmsten und kann einige Stunden anhalten.

Die Erkrankung ist nicht nur auf die Gelenke beschränkt; sie kann auch andere Organe wie die Haut, die Augen und die Lunge betreffen, was die Komplexität in der Behandlung und im Umgang mit der Krankheit erhöht. Da es sich um eine progressive Erkrankung handelt, können die Symptome im Laufe der Zeit schlimmer werden, und ohne angemessene Behandlung können die Gelenke dauerhaft beschädigt werden.

Die Behandlung von rheumatoider Arthritis zielt darauf ab, die Symptome zu kontrollieren, Entzündungen zu reduzieren und den langfristigen Schaden an den Gelenken zu minimieren. Dies geschieht in der Regel durch eine

Kombination aus **Medikamenten, physikalischer Therapie** und manchmal auch chirurgischen Eingriffen. Zusätzlich finden viele Menschen mit rheumatoider Arthritis Erleichterung durch Anpassungen im Lebensstil, wie regelmäßige Bewegung und eine gesunde Ernährung.

Gitterpflaster sind Teil von komplementären Therapien, die darauf abzielen, Beschwerden zu lindern, die durch rheumatoide Arthritis verursacht werden. Dabei wird das netzartige Material auf spezifische Punkte am Körper geklebt, beispielsweise die oben genannten. Diese Punkte liegen oft über oder in der Nähe von entzündeten Gelenken.

> **Tipp:** Bei der Anwendung von Gitterpflastern im Kontext von RA werden die Pflaster meist um die betroffenen Gelenke herum, wie Finger, Handgelenke, Knie oder Füße, angebracht. Die Positionierung der Pflaster soll so gewählt werden, dass die betroffenen Bereiche entlastet werden, ohne dabei die Bewegungsfreiheit einzuschränken.

Die Verwendung von Crosstapes kann mehrere Vorteile für RA-Patienten mit sich bringen:

- **Schmerzlinderung:** Durch die mechanische Stimulation kann die Schmerzempfindung lokal reduziert werden.
- **Reduktion von Schwellungen:** Die verbesserte Durchblutung kann helfen, Schwellungen in den Gelenken zu reduzieren.
- **Erhöhung der Beweglichkeit:** Durch die Reduktion von Schmerz und Schwellung kann die Beweglichkeit der Gelenke verbessert werden.

## OSTEOARTHRITIS

Osteoarthritis, oft auch als Arthrose bezeichnet, ist eine der häufigsten Formen von Arthritis und betrifft Millionen von Menschen weltweit. Es handelt sich um eine degenerative Gelenkerkrankung, die vor allem die Knorpel betrifft – jene glatte, gummiartige Substanz, die als Puffer an den Enden der Knochen in den Gelenken dient. Im Laufe der Zeit kann der Knorpel abnutzen oder beschädigt werden, was zu Schmerzen, Steifigkeit und eingeschränkter Beweglichkeit führt.

Die Symptome von Osteoarthritis entwickeln sich oft langsam und verschlimmern sich im Laufe der Zeit. Viele Menschen bemerken zuerst eine Steifigkeit, besonders nach dem Aufstehen oder nach längerem Sitzen, die sich nach ein wenig Bewegung bessern kann. Schmerzen sind ebenfalls ein häufiges Merkmal, die sich während oder nach der Bewegung verstärken können und oft zum Tagesende schlimmer werden.

Obwohl Osteoarthritis in jedem Gelenk auftreten kann, sind die am häufigsten betroffenen Bereiche die Hände, Knie, Hüften und die Wirbelsäule. Die Erkrankung kann das tägliche Leben erheblich beeinträchtigen, da alltägliche Aktivitäten wie Gehen, Treppensteigen oder sogar das Halten von Gegenständen schmerzhaft und schwierig werden können.

Es gibt keine Heilung für Osteoarthritis, aber es gibt viele Strategien, die helfen können, die Symptome zu managen und die Lebensqualität zu verbessern. Dazu gehören Schmerzmanagement durch Medikamente wie nichtsteroidale Antirheumatika, **physikalische Therapie**, die Stärkung der die Gelenke unterstützenden Muskeln und, falls notwendig, Gewichtsabnahme, um den Druck auf belastete Gelenke zu verringern.

Einige Menschen finden auch Erleichterung durch ergänzende Therapien wie Akupunktur oder die Verwendung von Hilfsmitteln wie Gehstöcken oder speziellen Schuhen, die dabei helfen, den Druck auf die Gelenke zu minimieren. Operative Eingriffe, wie der Ersatz eines Gelenks durch ein künstliches, können in Betracht gezogen werden, wenn andere Behandlungsmethoden nicht mehr wirksam sind.

Gitterpflaster bieten eine zusätzliche Möglichkeit, die Symptome von Osteoarthritis zu lindern. Diese Pflaster werden direkt auf die Haut über den schmerzenden Gelenken oder auf die bereits genannten Punkte geklebt, um lokale Schmerzen und Entzündungen zu reduzieren. Ihre Wirkungsweise basiert auf den Prinzipien der mechanischen Stimulation und der Reflexzonentherapie, wonach bestimmte Hautbereiche mit inneren Organen und Strukturen korrespondieren. Gute Punkte können sein:

- ◆ Bei Knie-Osteoarthritis wird das Pflaster rund um das Knie angelegt, um Schmerzen zu lindern und die Mobilität zu verbessern.

- Bei Hüftarthritis kann das Pflaster über dem Hüftgelenk platziert werden, um die Schmerzen beim Gehen oder bei anderen Bewegungen zu reduzieren.

- Bei Hand- und Fingerarthritis werden kleine Pflasterstücke auf die betroffenen Bereiche aufgetragen, was hilft, die Feinmotorik und den Griff zu erleichtern.

## PSORIASIS-ARTHRITIS

Psoriasis-Arthritis betrifft sowohl die Haut als auch die Gelenke. Sie ist eng mit Psoriasis verbunden, die auch als Schuppenflechte bekannt ist. Dabei handelt es sich um eine Hautkrankheit, die durch rötliche, schuppige Hautstellen gekennzeichnet ist. Nicht jeder, der Psoriasis hat, entwickelt auch Psoriasis-Arthritis, aber bei etwa einem Drittel der Betroffenen kommen neben den Hautproblemen auch schmerzhafte Gelenkentzündungen hinzu.

Die Symptome dieser Arthritis variieren stark, aber häufig leiden die Betroffenen unter schmerzhaften, geschwollenen Gelenken und einer morgendlichen Steifigkeit, die sich oft erst nach einiger Bewegung legt. Interessanterweise treten die Haut- und Gelenksymptome nicht immer gleichzeitig auf. Bei manchen Menschen zeigt sich die Hauterkrankung Jahre bevor die ersten Gelenkprobleme auftauchen, bei anderen wiederum beginnen die Gelenkschmerzen, ohne dass ausgeprägte Hautsymptome sichtbar sind. Das kann die Diagnose erschweren, denn die Symptome schleichen sich oft langsam ein und können leicht mit anderen Krankheiten verwechselt werden.

Um die Psoriasis-Arthritis zu behandeln, stehen verschiedene Optionen zur Verfügung. Dazu zählen entzündungshemmende Medikamente. Zudem ist es wichtig, aktiv zu bleiben und **regelmäßige Bewegung** in den Tagesablauf zu integrieren, um die Flexibilität und Kraft der Gelenke zu fördern. Auch Physiotherapie kann eine große Hilfe sein, um die Beweglichkeit zu erhalten und die Gelenke zu stärken. In schwereren Fällen, wenn andere Behandlungen nicht ausreichen, kann auch eine Operation notwendig werden, um beschädigte Gelenke zu reparieren oder zu ersetzen.

Gitterpflaster arbeiten durch die Mechanismen der mechanischen Stimulation, die auf bestimmte Schmerzpunkte oder entzündete Bereiche angewendet wird. Sie können auf die Haut über den betroffenen Gelenken, wie den Knien, den Ellbogen, den Handgelenken und den Füßen, geklebt werden.

> **Tipp:** Gitterpflaster sollten nicht auf offenen Wunden, infizierten Hautstellen oder direkt auf Schuppenflechte-Plaques angewendet werden.

## GICHT

Gicht ist eine Form der Arthritis, die durch die Ablagerung von Harnsäurekristallen in den Gelenken gekennzeichnet ist, was zu akuten Entzündungen und starken Schmerzen führt. Diese Erkrankung resultiert häufig aus einem erhöhten Harnsäurespiegel im Blut, der durch verschiedene Faktoren wie Ernährung, genetische Veranlagung und andere Gesundheitszustände beeinflusst werden kann.

Gichtschübe beginnen plötzlich, oft über Nacht. Typische Symptome sind intensiver Schmerz, Rötung, Hitze und Schwellung in den betroffenen Gelenken. Das klassische erste Anzeichen von Gicht ist ein überwältigender Schmerz im großen Zeh, obwohl auch andere Gelenke wie Knie, Knöchel, Handgelenke und Finger betroffen sein können.

Auslöser für Gichtanfälle können Lebensmittel mit hohem Purin-Gehalt wie rotes Fleisch, Innereien, bestimmte Fischarten und Meeresfrüchte sowie Alkohol, insbesondere Bier und Spirituosen, sein. Auch Medikamente, die den Harnsäurespiegel erhöhen oder die Ausscheidung von Harnsäure beeinträchtigen, können Gichtanfälle provozieren. Zu den Risikofaktoren zählen Übergewicht, hoher Blutdruck, Diabetes und bestimmte Nierenerkrankungen.

Neben einer medikamentösen Behandlung ist es entscheidend, die **Lebensgewohnheiten zu ändern**, um den Harnsäurespiegel zu kontrollieren. Eine Ernährungsumstellung, die purinreiche Lebensmittel meidet, ausreichende Flüssigkeitsaufnahme und regelmäßige Bewegung sind empfohlen. Zudem ist es wichtig, Übergewicht zu reduzieren und Alkoholkonsum einzuschränken.

Gitterpflaster können als Teil der Behandlung und Schmerzlinderung bei Gicht eingesetzt werden, indem sie auf die betroffenen Gelenke aufgebracht werden.

## POSTTRAUMATISCHE ARTHRITIS

Posttraumatische Arthritis ist eine Form von Arthritis, die als direkte Folge von Verletzungen oder Traumata an einem Gelenk entsteht. Dies kann durch Sportverletzungen, Unfälle oder jede andere Form von körperlichem Trauma geschehen, bei dem Gelenke stark belastet oder direkt beschädigt werden.

Nach einer Gelenkverletzung, wie beispielsweise einem Knochenbruch, einer Dislokation oder einer schweren Verstauchung, kann das betroffene Gelenk anfällig für die Entwicklung von Arthritis werden. Der Schaden kann eine stetige Abnutzung des Gelenkknorpels zur Folge haben, was schließlich zu posttraumatischer Arthritis führt. Die Symptome ähneln denen anderer Arthritisformen und umfassen Schmerzen, Schwellungen, eine eingeschränkte Beweglichkeit des betroffenen Gelenks und oft eine zunehmende Steifheit, besonders nach Ruhephasen.

Crosstapes werden auf die Haut über dem betroffenen Gelenk geklebt und können helfen, Schmerzen zu reduzieren und die lokale Durchblutung zu verbessern.

## JUVENILE IDIOPATHISCHE ARTHRITIS

Juvenile idiopathische Arthritis, kurz JIA, ist eine Erkrankung, die Kinder vor dem 16. Lebensjahr betrifft und durch anhaltende Gelenkentzündungen gekennzeichnet ist. Die genaue Ursache ist unbekannt, aber es wird angenommen, dass eine Kombination aus genetischen und umweltbedingten Faktoren eine Rolle spielt. Das Immunsystem des Kindes greift irrtümlich die eigenen Gelenkgewebe an, was zu Entzündungen, Schmerzen und Schwellungen führt.

Die Symptome können variieren, aber typische Anzeichen sind anhaltende Gelenkschmerzen, Steifigkeit, die besonders morgens oder nach Ruhephasen auftritt, und Schwellungen in einem oder mehreren Gelenken. Fieber, Müdigkeit und ein allgemeines Gefühl des Unwohlseins können ebenfalls auftreten. Die Diagnose wird häufig durch die Ausschlussmethode gestellt, nachdem andere mögliche Ursachen für die Symptome ausgeschlossen wurden.

Bei der Behandlung von juveniler idiopathischer Arthritis könnten Gitterpflaster dazu beitragen, die Beschwerden zu lindern, indem sie auf den betroffenen

Gelenken oder in deren Nähe platziert werden. Die Pflaster könnten helfen, die Schmerzintensität zu reduzieren und die Mobilität zu verbessern, was besonders bei Kindern wichtig ist, da sie in ihrer Entwicklung und täglichen Aktivität so wenig wie möglich eingeschränkt sein sollten.

> **Wissenswert:** Obwohl die juvenile idiopathische Arthritis eine chronische Erkrankung ist, können viele Kinder mit angemessener Behandlung und Unterstützung ein vollständiges und aktives Leben führen.

Darüber hinaus ist es wichtig, dass betroffene Kinder regelmäßig **physiotherapeutische Übungen** durchführen, um die Beweglichkeit der Gelenke zu verbessern und Muskelkraft zu erhalten. Eine ausgewogene Ernährung und die Aufrechterhaltung eines gesunden Gewichts sind ebenfalls entscheidend, um die Belastung der Gelenke zu minimieren und das allgemeine Wohlbefinden zu fördern.

## INFEKTIÖSE ARTHRITIS

Infektiöse Arthritis, auch als septische Arthritis bekannt, ist eine ernsthafte Gelenkerkrankung, die meist durch eine bakterielle Infektion innerhalb eines Gelenks ausgelöst wird. Dieser Zustand kann plötzlich auftreten und ist oft mit erheblichen Schmerzen, Schwellungen und einer eingeschränkten Beweglichkeit des betroffenen Gelenks verbunden.

> **Wissenswert:** Infektiöse Arthritis ist eine ernste Erkrankung, die schnelles Handeln erfordert, um schwerwiegende Folgen zu vermeiden. Präventive Maßnahmen, wie die sorgfältige Behandlung von offenen Wunden und die Stärkung des Immunsystems, spielen eine wichtige Rolle in der Vermeidung dieser Zustände.

Diese Art der Arthritis kann entstehen, wenn Erreger direkt in ein Gelenk gelangen, etwa durch eine Verletzung, eine Operation oder eine Spritze. In anderen Fällen können die Erreger durch den Blutkreislauf aus einem anderen Infektionsherd im Körper in das Gelenk transportiert werden. Menschen mit einem geschwächten Immunsystem, chronischen Erkrankungen wie Diabetes oder rheumatoider Arthritis sowie jene, die immunsuppressive Medikamente einnehmen, sind besonders anfällig.

Die Symptome der infektiösen Arthritis entwickeln sich oft schnell und umfassen:

- Starke Gelenkschmerzen, die sich bei Bewegung verschlimmern
- Schwellung und Rötung des betroffenen Gelenks
- Überwärmung des Bereichs um das betroffene Gelenk
- Fieber und allgemeines Krankheitsgefühl

Die Behandlung der infektiösen Arthritis erfordert einen schnellen medizinischen Eingriff, um dauerhafte Schäden am Gelenk zu vermeiden. Antibiotika sind die Grundlage der Behandlung, deren Auswahl und Dauer sich nach dem Typ des Erregers und der Schwere der Infektion richten. In einigen Fällen kann eine operative Spülung des Gelenks notwendig sein, um infizierte Flüssigkeiten zu entfernen und die Heilung zu beschleunigen.

Nach der akuten Behandlungsphase ist oft eine **physiotherapeutische Rehabilitation** erforderlich, um die Beweglichkeit des Gelenks wiederherzustellen und die Muskelkraft zu stärken. Die vollständige Erholung kann abhängig von der Schwere der Infektion und der Schnelligkeit der Behandlungsinitiierung variieren.

Gitterpflaster können bei der Behandlung von infektiöser Arthritis unterstützend wirken, indem sie zur Schmerzlinderung und Entzündungsreduktion beitragen. Dabei können sie auf die bereits beschriebenen Akupressurpunkte oder auf/um die schmerzende Stelle platziert werden.

## FASZIENENTZÜNDUNGEN BEHANDELN

Faszien sind Bindegewebsstrukturen, die eine wesentliche Rolle in unserem Körper spielen, indem sie Muskeln und Organe umhüllen und stützen. Wenn diese Faszien entzündet sind – ein Zustand, der auch als Fasziitis bekannt ist – kann das ziemlich schmerzhaft sein. Die Schmerzen, oft stechend oder brennend, können durch körperliche Aktivität verstärkt werden. Solche Entzündungen, wie zum Beispiel die Plantarfasziitis im Fuß oder das myofasziale

Schmerzsyndrom, entstehen häufig durch Überbeanspruchung, mangelnde Bewegung, Verletzungen oder biomechanische Ungleichgewichte.

Gitterpflaster bieten eine sanfte, nicht-invasive Möglichkeit, diese Schmerzen zu lindern. Ihre spezielle Gitterstruktur hebt leicht die Haut an, was unter dem Pflaster mehr Raum schafft. Diese mechanische Stimulation kann den Druck auf die entzündeten Faszien reduzieren, die Durchblutung verbessern und den Lymphfluss anregen. Dadurch werden entzündungsfördernde Stoffe schneller abtransportiert, was Schmerzen und Schwellungen effektiv reduziert.

Bei Plantarfasziitis wird das Crosstape oft direkt über den schmerzhaftesten Bereichen der Fußsohle, wie der Ferse oder dem Fußbogen, angebracht. Diese Anwendung kann den Druck auf die entzündete Faszie verringern und kontinuierliche leichte Stimulation bieten, was Schmerzen und Steifheit mindert.

Ähnlich wird bei entzündeten Faszien im Rückenbereich das Pflaster entlang der schmerzenden Stellen, oft entlang der Wirbelsäule oder dort, wo die Schmerzen am stärksten sind, angebracht. Dies kann eine spürbare Linderung der Schmerzen und eine verbesserte Beweglichkeit zur Folge haben.

Weitere Akupressurpunkte, an denen das Crosstape angebracht werden kann, sind:

- LV3 (Tai Chong)
- GB34 (Yang Ling Quan)
- SP6 (San Yin Jiao)
- BL40 (Wei Zhong)
- HT7 (Shen Men)

Neben Gitterpflastern gibt es weitere Methoden zur Unterstützung Ihrer Faszien. Nahrungsmittel, die **reich an Omega-3-Fettsäuren** sind, wie zum Beispiel Leinsamen und Walnüsse, sowie entzündungshemmende Gewürze wie Kurkuma und Ingwer können helfen, Entzündungen zu reduzieren. Auch genügend Wasser zu trinken, hält das Bindegewebe elastisch und unterstützt den Körper dabei, Nährstoffe effizient zu den Zellen zu transportieren und Abfallstoffe zu entsorgen.

> **Tipp:** Ausreichend Schlaf ist essenziell, denn in der Nacht regeneriert sich der Körper, repariert Gewebe und stärkt das Immunsystem.

**Sanfte Bewegungsformen** wie Yoga, Pilates oder einfache Dehnübungen können ebenfalls Wunder wirken. Sie fördern die Durchblutung und halten die Faszien geschmeidig, wobei es wichtig ist, die Bewegungen langsam und achtsam auszuführen, um die entzündeten Bereiche nicht weiter zu belasten.

Eine **gezielte Massage**, sei es durch professionelle Hand oder mittels Faszienrollen und Massagebällen, kann ebenfalls helfen, Verspannungen zu lösen und die Durchblutung zu fördern. Regelmäßig angewendet, kann dies Schmerzen lindern und die Flexibilität verbessern.

# ENTZÜNDLICHE HAUTERKRANKUNGEN

Entzündliche Hauterkrankungen wie Psoriasis, Ekzeme oder Rosazea führen häufig zu Beschwerden wie Rötungen, Schwellungen, Juckreiz und Schmerzen. Oft sind sie chronisch und resultieren aus einer Überreaktion des Immunsystems, die sich gegen die Hautzellen richtet. Diese Zustände sind nicht nur schmerzhaft, sondern können auch das Selbstbewusstsein der Betroffenen stark beeinträchtigen.

Bei Ekzemen, die oft durch trockene, juckende und entzündete Hautpartien gekennzeichnet sind, kann das Anbringen von Gitterpflastern rund um die betroffenen Bereiche helfen, die lokale Durchblutung zu verbessern. Dies kann die Haut dabei unterstützen, sich schneller zu regenerieren und Entzündungsstoffe effizienter abzutransportieren. Das Pflaster bietet eine sanfte Stimulation, die auch dazu beitragen kann, das unangenehme Jucken zu reduzieren.

Ähnlich wie bei Ekzemen können Crosstapes auch bei leichten Hautinfektionen hilfreich sein. Indem sie um die entzündeten Stellen herum angebracht werden, unterstützen sie den Heilungsprozess durch Förderung der Blutzirkulation und Linderung entzündlicher Prozesse. Das kann dazu beitragen, die Heilung der Haut zu beschleunigen und die Beschwerden zu mindern.

Zudem können Sie sich folgende Akupressurpunkte zunutze machen:

- LI11 (Qu Chi)
- SP10 (Xue Hai)
- SP6 (San Yin Jiao)
- LU7 (Lie Que)

> **Tipp:** Es ist wichtig, bei der Anwendung von Gitterpflastern auf saubere und trockene Haut zu achten und die Pflaster regelmäßig zu wechseln, um Hygiene zu gewährleisten und die Hautatmung nicht zu beeinträchtigen. Niemals sollten die Pflaster direkt mit offenen oder entzündeten Hautpartien in Kontakt kommen.

## BINDEGEWEBSENTZÜNDUNGEN (CELLULITIS)

Cellulitis entsteht, wenn Bakterien, meist durch kleine Hautverletzungen, in die Haut eindringen und eine Entzündungsreaktion auslösen. Dies führt zu den charakteristischen Symptomen einer Rötung, die sich ausbreitet, zu deutlicher Überwärmung, Schwellung, Schmerzen und in einigen Fällen auch Fieber. Das betroffene Gewebe ist oft hart und empfindlich.

Diese Symptome sind häufig an den Beinen zu finden, können jedoch jede Körperstelle betreffen. Die entzündlichen Zustände bei Bindegewebsentzündungen betreffen tiefer gelegene Hautschichten und das darunterliegende Bindegewebe.

Obwohl Gitterpflaster keine antibakterielle Wirkung haben und daher nicht die Ursache der Cellulitis bekämpfen können, bieten sie Vorteile durch die Verbesserung der lokalen Zirkulation. Durch ihre Anwendung wird die Haut leicht angehoben, was den Raum unter dem Pflaster erweitert und dadurch die Durchblutung fördert und das Lymphsystem aktiviert. Indem die Blutzirkulation verbessert wird, können Entzündungsstoffe schneller abtransportiert und neue, heilungsfördernde Nährstoffe effektiver zum betroffenen Gebiet transportiert werden.

Bei der Anwendung von Akupunkturpflastern bei Cellulitis ist besondere Sorgfalt geboten, da die betroffene Haut sehr empfindlich sein kann. Das Pflaster sollte nicht direkt auf Haut, die Zeichen einer schweren Infektion wie Blasenbildung oder Eiterung zeigt, angebracht werden. Stattdessen sollte es in den umgebenden Bereichen verwendet werden, um die Schwellung indirekt zu reduzieren und den Heilungsprozess zu unterstützen.

Darüber hinaus können die Pflaster an strategischen Akupressurpunkten zum Einsatz kommen:

- ST36 (Zu San Li)
- SP6 (San Yin Jiao)
- LI11 (Qu Chi)
- LV3 (Tai Chong)
- BL40 (Wei Zhong)

Crosstapes sollten als Teil eines ganzheitlichen Ansatzes betrachtet werden, der auch Ruhe, **Hochlagerung der betroffenen Gliedmaßen** und gegebenenfalls Kühlung umfasst.

# KAPITEL 4

# STRESSFREI DURCH DEN ALLTAG MIT GITTERPFLASTERN – 14 EINSATZGEBIETE

Heutzutage kann der Alltagsstress schnell überhandnehmen und sowohl unsere körperliche als auch psychische Gesundheit beeinträchtigen. Gitterpflaster bieten eine einfache Möglichkeit, sich mitten im hektischen Treiben eine Auszeit zu gönnen und den Stress zu reduzieren. Sie unterstützen nicht nur die körperliche Entspannung durch Förderung der Durchblutung und Reduktion von Muskelverspannungen, sondern steigern auch das allgemeine Wohlbefinden und fördern einen ausgeglicheneren Lebensstil.

## ENERGETISCHE BALANCE

Die energetische Balance spielt laut der TCM eine zentrale Rolle für unser körperliches und seelisches Wohlbefinden. Sie bezieht sich darauf, wie gut unsere Lebensenergie, oft auch als Chi oder Qi bezeichnet, durch unseren Körper fließt. Blockaden in diesem Energiefluss können zu verschiedensten Beschwerden führen, seien sie körperlicher oder psychischer Natur.

Um diese Balance zu fördern, gibt es verschiedenste Ansätze: von traditionellen Praktiken wie der Akupunktur und dem Qigong bis hin zu moderneren Methoden wie der Bioresonanztherapie. Jede dieser Methoden zielt darauf ab, die Energiebahnen des Körpers zu öffnen und so zu einem verbesserten Gesundheitszustand und einem erhöhten Gefühl der Ruhe und Ausgeglichenheit zu führen.

Besonders in stressigen Lebensphasen kann es hilfreich sein, sich **bewusst Zeit für Praktiken zu nehmen**, welche die energetische Balance fördern; seien es regelmäßige meditative Spaziergänge in der Natur, das Praktizieren von Yoga oder bewusste Atemübungen. Indem wir lernen, unsere Energie bewusst zu lenken und zu pflegen, können wir einen Zustand der inneren

Ruhe erreichen, der es uns ermöglicht, den Herausforderungen des Alltags gelassener zu begegnen.

Gitterpflaster sind eine weitere faszinierende Methode, um die energetische Balance im Körper zu fördern und das allgemeine Wohlbefinden zu steigern. Durch ihre spezielle Gitterstruktur können sie dabei helfen, den Energiefluss zu regulieren und Blockaden zu lösen.

Die Anwendung von Crosstapes basiert auf der Annahme, dass Schmerzen und Beschwerden oft durch Störungen im energetischen System des Körpers verursacht werden. Indem die Pflaster auf spezifische Punkte geklebt werden, wird leichter Druck ausgeübt, der die Durchblutung und den Energiefluss an diesen Stellen verbessern soll. Dies kann zu einer spürbaren Linderung von Schmerzen und anderen Symptomen führen und somit zur Wiederherstellung der energetischen Balance beitragen.

Spezifische Stellen, um die Balance wiederherzustellen und den Wohlfühl-faktor zu erhöhen, sind beispielsweise die Fußinnenseiten, etwa vier Zenti-meter über oder unter dem Knöchel. Darüber hinaus können Sie zwei große Pflaster auf Höhe Ihres untersten Rippenbogens rechts und links neben der Wirbelsäule platzieren.

Weitere Akupressurpunkte, die besonders geeignet sind, um die energetische Balance im Körper zu unterstützen, sind:

- CV17 (Dan Zhong)
- PC6 (Nei Guan)
- SP6 (San Yin Jiao)

## STRESSREDUKTION LEICHT GEMACHT

Stress manifestiert sich auf unterschiedlichste Weise im menschlichen Körper, häufig durch physische Symptome wie Verspannungen, Kopfschmerzen oder allgemeines Unwohlsein. Hier setzen die Gitterpflaster an. Durch ihre spezielle Struktur und Platzierung stimulieren sie die Haut und das darunterliegende Gewebe. Dies fördert die Durchblutung und entspannt die Muskeln, was wie-derum dazu beitragen kann, die durch Stress verursachten Beschwerden zu lindern.

Die subtile mechanische Stimulation der Haut kann überdies dabei helfen, das vegetative Nervensystem zu regulieren, welches für die Steuerung der unbewussten Körperfunktionen wie Herzschlag, Atmung und Verdauung verantwortlich ist. Eine verbesserte Funktion dieses Systems kann zu einem Gefühl der Entspannung und zu einem reduzierten Stressniveau führen.

> **Tipp:** Gegen **Antriebslosigkeit und Müdigkeit** helfen Gitterpflaster in der Körpermitte zwischen den Brustwarzen oder unter dem Bauchnabel. Darüber hinaus können die Pflaster auch zentral unter dem Knie oder auf der Schulter angewendet werden.

Neben der physiologischen Wirkung bieten Crosstapes auch einen psychologischen Nutzen. Das Bewusstsein, aktiv etwas gegen den eigenen Stress und dessen körperliche Symptome zu unternehmen, kann das Gefühl der Selbstwirksamkeit stärken. Dies ist ein wichtiger Aspekt, denn die Überzeugung, Kontrolle über die eigene Gesundheit zu haben, ist ein Schlüsselfaktor im Stressmanagement.

Besonders gut geeignete Stellen, um Gitterpflaster gegen Stress anzubringen, sind die Fingerkuppe Ihres kleinen Fingers sowie die Stelle direkt unter Ihrer Kniescheibe (leicht nach außen versetzt). Zudem können Sie die Pflaster an folgenden Stellen anbringen:

- PC6 (Nei Guan)
- HT7 (Shen Men)
- LV3 (Tai Chong)
- SP6 (San Yin Jiao)

Um Stress ganzheitlich zu begegnen, gibt es weitere Ansätze, die in Kombination ein großes Potenzial entfalten können:

1. **Achtsamkeitsmeditation:** Durch Meditation und achtsamkeitsbasierte Übungen lernen Sie, Ihre Gedanken zu beobachten, ohne sie zu bewerten. Dies fördert ein tieferes Bewusstsein für den gegenwärtigen Moment und kann helfen, stressinduzierende Gedankenmuster zu durchbrechen.

2. **Atemübungen:** Einfache Atemtechniken können sehr wirkungsvoll sein, um den Geist zu beruhigen und den Körper zu entspannen. Tiefes Ein- und Ausatmen stimuliert den Parasympathikus, den Teil des Nervensystems, der für Entspannung zuständig ist.

3. **Zeit in der Natur verbringen:** Die Verbindung mit der Natur kann als ein kraftvolles Antistressmittel wirken. Schon kurze Zeit im Grünen kann die Stimmung heben und den Geist beruhigen.

4. **Gesunde Ernährung:** Eine ausgewogene Ernährung, die reich an Vitaminen, Mineralien und Antioxidantien ist, unterstützt den Körper in stressigen Zeiten und stärkt das Immunsystem.

5. **Soziale Unterstützung:** Der Austausch mit Freunden, Familie oder Kollegen kann eine wertvolle Ressource sein, um mit Stress umzugehen. Gespräche bieten oft neue Perspektiven und Lösungsansätze für stressauslösende Situationen.

## VERBESSERUNG DES SCHLAFS

Schlaf ist eine der Säulen der Gesundheit, und seine Qualität kann unser Wohlbefinden maßgeblich beeinflussen. Viele Menschen erleben Phasen, in denen ihr Schlaf nicht so erholsam ist, wie sie es sich wünschen.

Wenn Gitterpflaster auf Punkte nahe den Energiebahnen des Körpers geklebt werden, helfen sie dabei, den Fluss des Qi zu regulieren, was zu einer tieferen Entspannung führen kann. Sie können ein Akupunkturpflaster beispielsweise mittig auf Höhe Ihrer Brustwarzen auf Ihre Brust kleben. Alternativ bietet sich Ihre Wirbelsäule auf Höhe Ihres untersten Rippenbogens an.

Am Bauch lässt sich das Pflaster etwa zwei oder drei Fingerbreit unter Ihrem Bauchnabel platzieren. Wenn Sie Ihre Extremitäten bevorzugen, können Sie das Crosstape oberhalb des großen Zehs oder mittig auf der Innenseite Ihres Handgelenks anbringen. Dieser Punkt ist ideal, um das Herz zu beruhigen und emotionalen Stress abzubauen, was oft die Grundlage für Schlafstörungen ist.

Etwas weiter oben am Arm, drei Fingerbreit vom Handgelenk entfernt, liegt ein Punkt, der besonders gut geeignet ist, um Übelkeit und innere Unruhe zu lindern. Die sanfte Massage dieses Punktes vor dem Schlafengehen kann helfen, Ihren Geist zu beruhigen und Sie sanft in den Schlaf zu wiegen.

Auf der Sohle des Fußes, ungefähr im Zentrum, liegt ein Punkt, der als tiefgreifendes Zentrum für beruhigende Energie gilt. Die Aktivierung von **KI1** kann Ihnen dabei helfen, die Energie nach unten zu ziehen, was besonders nützlich ist, wenn Sie das Gefühl haben, dass Ihr Geist überaktiv ist und Sie am Einschlafen hindert.

Neben den Gitterpflastern ist **Schlafhygiene** eine bewährte Methode, um Ihre Schlafqualität zu verbessern. Schlafhygiene ist ein Begriff, der oft verwendet wird, um die Summe der Gewohnheiten und Praktiken zu beschreiben, die guten Schlaf fördern.

Zuerst ist es wichtig, **Regelmäßigkeit in Ihren Schlafgewohnheiten** zu etablieren. Versuchen Sie, jeden Tag zur selben Zeit ins Bett zu gehen und aufzustehen, auch an den Wochenenden. Dies hilft Ihrem Körper, einen stabilen Schlaf-Wach-Rhythmus zu entwickeln. Ebenso wichtig ist es, Ihr Schlafzimmer zu einem Ort der Ruhe zu machen. Sorgen Sie dafür, dass es dunkel, ruhig und kühl ist. Verdunkelungsvorhänge, Ohrstöpsel und die richtige Raumtemperatur, idealerweise zwischen 16 und 18 Grad Celsius, können wesentlich dazu beitragen.

> **Tipp:** Das Schlafzimmer sollte einzig zum Schlafen dienen, nicht zum Fernsehen, Essen, Arbeiten etc.

Entwickeln Sie **Abendrituale**, die Sie entspannen und Ihnen signalisieren, dass es Zeit ist, zur Ruhe zu kommen. Das könnte Lesen, Meditation oder sanfte Dehnübungen umfassen.

Es ist auch ratsam, die **Nutzung von Bildschirmen** vor dem Schlafengehen zu minimieren. Das blaue Licht, das von Handys und Computern ausgeht, kann die Produktion des Schlafhormons Melatonin stören. Versuchen Sie, eine Stunde vor dem Schlafengehen auf elektronische Geräte zu verzichten. Achten Sie zudem darauf, abends keine schweren Mahlzeiten zu sich zu nehmen und den Konsum von Koffein am Nachmittag zu reduzieren und abends zu unterbinden.

> **Tipp:** Achten Sie auch auf die Qualität Ihres Bettes. Eine bequeme Matratze und Kissen, die Ihren Vorlieben entsprechen, sind nicht zu unterschätzen.

**Regelmäßige körperliche Aktivität** kann ebenfalls förderlich sein, um besser zu schlafen, solange sie nicht unmittelbar vor dem Zubettgehen stattfindet. Und nicht zuletzt sollten Sie versuchen, tagsüber ausreichend natürliches Licht zu bekommen, besonders am Morgen. Das hilft, Ihren zirkadianen Rhythmus zu regulieren und verbessert Ihre Schlafqualität.

## BEAUTY BOOSTER: VERBESSERUNG DER HAUTQUALITÄT

Gitterpflaster könnten auf den ersten Blick wie eine unkonventionelle Wahl für die Hautpflege erscheinen, doch sie bergen einige interessante Möglichkeiten: Indem Crosstapes die Durchblutung in den Bereichen fördern, auf die sie aufgetragen werden, unterstützen sie die Haut indirekt dabei, vitaler und gesünder zu erscheinen. Eine verbesserte Blutzirkulation sorgt dafür, dass mehr Sauerstoff und essenzielle Nährstoffe zu den Hautzellen gelangen, was die Zellregeneration ankurbelt.

Darüber hinaus unterstützen die Pflaster die Lymphdrainage. Ein gut funktionierendes Lymphsystem ist unabdingbar für das Ausscheiden von Toxinen aus der Haut. Durch die sanfte Stimulation der Crosstapes kann die Entschlackung der Haut gefördert werden, was wiederum zu weniger Schwellungen und einem klareren Hautbild führt.

Ein weiterer Pluspunkt der Gitterpflaster ist ihre Fähigkeit, Entzündungen zu lindern. Viele Hautprobleme, wie Akne und Rötungen, sind das Ergebnis von Entzündungsprozessen:

- ◆ Hautunreinheiten beispielsweise lassen sich gezielt behandeln, indem Sie ein Akupunkturpflaster etwa vier Zentimeter neben der Brustfalte platzieren, die entsteht, wenn Sie den Oberarm anwinkeln. Dieser Punkt liegt ungefähr in Höhe der oberen Rippen. Auf dem Rücken ist die Stelle am unteren inneren Rand des Schulterblatts. Dieser Punkt befindet sich nah an der Wirbelsäule und ist beim Hochheben des Arms leicht tastbar. Am Bauch eignet sich das symmetrische Anbringen rechts und links des Bauchnabels, etwa vier bis fünf Zentimeter vom Bauchnabel entfernt.

- ◆ Bei Ihren Extremitäten können Sie das Crosstape oberhalb des Knöchels auf der Rückseite des Fußes, entlang der Achillessehne oder auf dem Handrücken zwischen Daumen und Zeigefinger platzieren.

Nutzen Sie Akupunkturpflaster als Teil einer ganzheitlichen Strategie zur Verbesserung der Hautgesundheit, die auch ausgewogene Ernährung, genügend Flüssigkeitsaufnahme und regelmäßige körperliche Aktivität umfasst.

Eine ausgewogene Ernährung, reich an **Antioxidantien, Vitaminen und Mineralien**, ist entscheidend. Lebensmittel wie Beeren, Nüsse und grünes Blattgemüse unterstützen die Hautregeneration und schützen vor vorzeitiger Alterung. Viel Wasser zu trinken hilft, die Haut von innen heraus zu hydratisieren und Toxine auszuspülen, was zu einer klaren und strahlenden Haut führen kann. Durch Sport wird die Durchblutung gefördert, was wiederum die Hautzellenerneuerung unterstützt und zu einem gesunden Glanz beiträgt.

Die Verwendung **natürlicher Hautpflegeprodukte**, die frei von aggressiven Chemikalien sind, kann Irritationen reduzieren und die allgemeine Hautgesundheit unterstützen. So kann beispielsweise die Verwendung von natürlichen Ölen wie Kokosnuss-, Jojoba- oder Arganöl helfen, die Haut zu nähren und ihre natürliche Feuchtigkeitsbarriere zu stärken. Methoden wie sanftes Peeling und regelmäßige Reinigung helfen, die Poren frei von Verunreinigungen zu halten und die Haut atmen zu lassen.

## KOPFSCHMERZEN UND MIGRÄNE IN DEN GRIFF BEKOMMEN

Kopfschmerzen und Migräne können den Alltag erheblich beeinträchtigen, die Leistungsfähigkeit mindern und eine Empfindlichkeit auf alle äußeren Reize hervorrufen. Die leichte, aber kontinuierliche Druckausübung durch Gitterpflaster kann dazu beitragen, Muskelverspannungen zu lösen und den Blutfluss zu fördern, was oft eine entscheidende Rolle bei der Linderung von Kopfschmerzen und Migräne spielt. Insbesondere bei Spannungskopfschmerzen, die durch muskuläre Verspannungen im Nacken- und Schulterbereich verursacht werden, können Akupunkturpflaster eine spürbare Erleichterung bringen.

Die Platzierungsmöglichkeiten sind hierbei vielfältig. Bei Spannungskopfschmerzen kann es sich anbieten, die Pflaster etwa vier Zentimeter rechts und links von der Wirbelsäule unterhalb Ihres Haaransatzes im Nacken anzubringen. Eine weitere Option ist das mittige Kleben auf die Wirbelsäule, auf Höhe der Oberkante Ihres Schulterblattes. Auch Ihr Fußrücken ist geeignet, wenn Sie das Pflaster auf die Verlängerung Ihres großen Zehs aufkleben. Alternativ bietet sich die Stelle am Handgelenk an, an der sich der Verschluss einer Armbanduhr befinden würde. Weitere Akupressurpunkte sind hier LI4 (He Gu) und EX-HN3 (Yintang).

Neben Gitterpflastern gibt es eine Vielzahl anderer natürlicher Methoden, die bei Kopfschmerzen und Migräne unterstützen können: Ätherische Öle wie **Pfefferminz- oder Lavendelöl** können inhaliert oder sanft in die Schläfen und den Nacken einmassiert werden, um Entspannung zu fördern und Schmerzen zu reduzieren.

Das **regelmäßige Trinken von Wasser** kann nicht nur Kopfschmerzen vorbeugen, sondern auch dazu beitragen, sie zu lindern, sobald sie aufgetreten sind. Ebenso kann eine ausgewogene Ernährung, die reich an Magnesium ist, hilfreich sein. Integrieren Sie dunkles Blattgemüse, Nüsse und Vollkornprodukte in Ihren Speiseplan.

> **Tipp:** Stellen Sie Ihr Getränk jederzeit sichtbar neben sich und/oder nutzen Sie eine Trinkflasche mit Füllstandsanzeige, um Ihren Wasserhaushalt im Blick zu behalten.

Regelmäßige **körperliche Betätigung und Stressmanagement-Techniken** wie Meditation oder Yoga können Ihnen helfen, den Körper zu entspannen und Stress abzubauen, was wiederum die Häufigkeit und Schwere von Kopfschmerzen und Migräne reduzieren kann.

**Schlaf** beeinflusst viele Körperfunktionen, einschließlich der Regulierung von Hormonen und Neurotransmittern, die direkt mit der Entstehung von Kopfschmerzen und Migräne zusammenhängen. Insbesondere die Regulierung von Serotonin und Dopamin während des Schlafs kann eine bedeutende Rolle bei der Vorbeugung und Minderung von Migräne spielen.

> **Wissenswert:** Bestimmte Schlafstörungen, wie Schlafapnoe oder Insomnie, sind bekannt dafür, dass sie Kopfschmerzen und Migräne auslösen oder verschlimmern können.

Schlafmangel kann die Schmerzschwelle senken, wodurch man empfindlicher auf Schmerzreize reagiert. Ein guter, erholsamer Schlaf hingegen kann dazu beitragen, diese Schwelle zu erhöhen. Schlaf hilft überdies, Stress und Angst zu reduzieren, die häufig als Trigger für Kopfschmerzen und Migräne fungieren.

## NIE MEHR NACKENSCHMERZEN UND SCHULTERVERSPANNUNGEN

Nackenschmerzen oder verspannte Schultern können durch eine Vielzahl von Faktoren verursacht werden, darunter Muskelüberlastung, Bewegungsmangel, unergonomische Arbeitsplätze oder emotionale Spannungen. Die Schmerzen können von einem dumpfen Unbehagen bis zu stechenden Schmerzen reichen, die in Arme und Rücken ausstrahlen können.

Ein klassisches Beispiel ist das lange Sitzen am Computer. Danach fühlt sich Ihr Nacken wahrscheinlich steif an. Hier kann ein Crosstape gezielt im Nackenbereich eingesetzt werden. Es bietet sich eine direkte Platzierung auf dem knöchernen Vorsprung des siebten Halswirbels an, der deutlich zu spüren ist, wenn Sie von der Schädelbasis abwärts entlang der Wirbelsäule tasten.

> **Tipp:** Zur intensiveren Behandlung können Sie ein zweites Gitterpflaster im Abstand von etwa zwei Zentimetern unter dem ersten anbringen.

Dort erzeugt das Pflaster einen sanften Zug auf der Haut, der die Durchblutung fördert und so zur Entspannung der Muskeln beiträgt. Nach dem Anbringen spüren viele eine sofortige Entlastung der Spannung im Nackenbereich.

Weitere mögliche Behandlungspunkte sind an den Schultern selbst. Hier können Sie ein Gitterpflaster zwei Zentimeter über Ihrer Achselfalte platzieren oder aber die Stelle zwischen Schulterblatt und Wirbelsäule nutzen.

**Tipp:** Achten Sie auf eine gute Sitzhaltung und eine ergonomisch eingerichtete Arbeitsstation. Integrieren Sie kurze Pausen in Ihren Arbeitsalltag, um die Muskulatur zu entspannen und die Blutzirkulation zu fördern.

## ENTSPANNUNG LEICHT GEMACHT

Gitterpflaster können besonders an stressigen Tagen eine große Hilfe sein, da sie kaum zusätzliche Zeit in Anspruch nehmen. Sobald das Pflaster auf der Haut haftet, beginnt es, sanft auf die betroffene Stelle zu wirken. Es unterstützt die Mikrozirkulation unter der Haut und kann so dazu beitragen, Verspannungen und Schmerzen zu lindern.

Um beispielsweise Ruhelosigkeit entgegenzuwirken, bietet es sich an, die Pflaster mittig unterhalb der Brust zu platzieren. Der Ort am Handgelenk, wo der Verschluss einer Armbanduhr wäre, ist ebenfalls empfehlenswert. Darüber hinaus können Sie die Crosstapes am Rücken verwenden. Nutzen Sie hierfür die Stellen an beiden Seiten neben der Wirbelsäule und kleben Sie die Pflaster symmetrisch in Höhe des Schulterblattes oder unterhalb von ihm. An den Beinen kann das Crosstape etwa vier Zentimeter über dem Knie auf der Beininnenseite angebracht werden.

Aber es gibt noch andere Wege, um Entspannung zu fördern: Ein **warmes Bad am Abend** oder ein Wärmekissen auf dem Rücken können die Muskeln tief entspannen und das Wohlbefinden steigern. Die Wärme hilft, die Blutzirkulation zu verbessern und Muskelverhärtungen aufzulockern, was ein wunderbares Gefühl von Entspannung nach sich zieht.

Sich Zeit zu nehmen, um den **Körper sanft zu dehnen** und dabei tief durchzuatmen, kann den Stress des Tages mindern und die Körperwahrnehmung verbessern. Diese kleinen Pausen für Körper und Geist können einen großen Unterschied in Ihrem Alltagsgefühl machen.

Aromatherapie mit **Lavendel oder Kamille** ist eine weitere wundervolle Methode zur Entspannung. Der sanfte Duft wirkt direkt auf die Sinne und kann dazu beitragen, dass Sie sich entspannter und ausgeglichener fühlen.

**Akupressurmatten**, oft auch als „Nagelmatten" bezeichnet, sind auf ihrer Oberseite mit einer Vielzahl von kleinen Spitzen ausgestattet. Die Akupressurpunkte auf der Matte stimulieren den Körper ähnlich wie bei einer Akupunkturbehandlung, allerdings ohne die Verwendung von Nadeln. Durch das gleichmäßige Verteilen Ihres Gewichts auf die Matte werden diese Punkte sanft gedrückt, was die Durchblutung fördert und die Muskelspannung reduzieren kann.

## BYE-BYE RÜCKENSCHMERZEN

Rückenschmerzen zählen zu den verbreitetsten Volksleiden unserer Zeit und beeinträchtigen die Lebensqualität erheblich. Sei es durch stundenlanges Sitzen im Büro, durch körperliche Überlastung oder stressbedingte Verspannungen — die Gründe für Rückenschmerzen sind vielfältig. Gitterpflaster bieten hier eine sanfte und innovative Methode zur Schmerzlinderung, die auf den Prinzipien der mechanischen Stimulation basiert.

Durch das leichte Anheben der Haut erzeugen sie eine Art Mikromassage, die dabei hilft, Schmerzsignale zu unterbrechen und die Selbstheilungskräfte des Körpers zu aktivieren. Die verbesserte Blutzirkulation kann dazu beitragen, Entzündungsprozesse und Schwellungen zu reduzieren, was besonders bei Rückenschmerzen eine deutliche Erleichterung bringen kann.

Für **Schmerzen im unteren Rücken**, oft verursacht durch langes Sitzen, schlechte Haltung oder körperliche Belastung, sollten die Crosstapes direkt auf die schmerzende Region geklebt werden. Eine wirksame Methode ist das Anbringen der Pflaster entlang der Lendenwirbelsäule oder über den betroffenen Muskelgruppen. Platzieren Sie die Pflaster in einer vertikalen Anordnung, die parallel zu Ihrem Rückgrat verläuft, um maximale Abdeckung und Stimulation zu gewährleisten.

**Schmerzen im oberen Rücken**, oft verbunden mit Schulter- und Nackenproblemen, können durch das Anbringen von Akupunkturpflastern entlang der oberen Wirbelsäule und über den Schulterblättern gelindert werden. Das Pflaster sollte direkt auf die schmerzhaften Stellen gelegt werden.

Verspannungen, die sich **entlang der gesamten Wirbelsäule** erstrecken, können durch das Platzieren von Gitterpflastern entlang des gesamten Rückens behandelt werden. Beginnen Sie am Nacken und arbeiten Sie sich nach unten bis zum unteren Rückenbereich vor. Die Pflaster sollten in regelmäßigen

Abständen entlang der Wirbelsäule angebracht werden, um eine durchgehende Stimulation zu gewährleisten.

> **Tipp:** Gitterpflaster können auch auf dem Bauch über der Leiste zum Einsatz kommen.

Die regelmäßige Anwendung von Crosstapes kann Teil einer umfassenden Strategie zur Bewältigung von Rückenschmerzen sein:

**Bewegung ist der Schlüssel**: Regelmäßige körperliche Aktivität kann Wunder wirken, wenn es darum geht, Rückenschmerzen vorzubeugen und sie zu behandeln. Leichte Übungen wie Spazierengehen, Schwimmen oder sanftes Yoga können die Muskeln stärken und die Flexibilität verbessern.

**Dehnübungen für den Rücken**: Spezielle Dehnübungen, die auf den Rücken abzielen, können ebenfalls sehr hilfreich sein. Einfache Übungen, die Sie zu Hause machen können, wie das Knie zur Brust ziehen oder das Becken heben, während Sie auf dem Rücken liegen, fördern die Beweglichkeit und können Verspannungen lösen.

**Wärme- und Kältetherapie**: Wärme kann beruhigend auf schmerzende Muskeln wirken, während Kälte Entzündungen und Schwellungen lindern kann. Ein warmes Bad oder eine Wärmflasche auf dem betroffenen Bereich können entspannend wirken.

**Massagen**: Regelmäßige Massagen können eine erhebliche Linderung bieten, indem sie die Muskulatur entspannen und die Durchblutung fördern. Gönnen Sie sich beispielsweise täglich eine kleine Massage mit Massagebällen und -rollen.

**Ernährung und Hydratation**: Eine gesunde Ernährung und ausreichend Flüssigkeitszufuhr sind ebenfalls wichtig. Entzündungshemmende Lebensmittel wie Ingwer, Kurkuma und Omega-3-Fettsäuren können helfen, Entzündungen im Körper zu reduzieren, während eine gute Hydratation sicherstellt, dass die Bandscheiben flexibel bleiben.

**Ergonomie am Arbeitsplatz**: Achten Sie auf eine rückenfreundliche Gestaltung Ihres Arbeitsplatzes. Eine ergonomische Stuhleinstellung, regelmäßige

Pausen und die richtige Positionierung des Monitors können dazu beitragen, die Belastung des Rückens zu minimieren.

> **Tipp:** Ein gut sitzender BH sollte das Gewicht der Brust gleichmäßig auf die gesamte Unterbrustlinie und die Träger verteilen, ohne dabei zu rutschen oder einzuschneiden.

**Bügelloser BH**: Bügel-BHs bieten zwar oft eine gute Formgebung und Unterstützung, können jedoch bei manchen Frauen auch Druckpunkte schaffen oder die natürliche Haltung beeinträchtigen, besonders wenn sie nicht richtig passen. Ein schlecht sitzender Bügel-BH kann zu Verspannungen im Schulter- und Rückenbereich führen, da die Träger und das Unterbrustband nicht gleichmäßig belastet werden.

Ein bügelloser BH hingegen bietet in der Regel eine sanftere, gleichmäßigere Unterstützung, die das Gewicht der Brust ohne harte Druckpunkte verteilt. Viele Frauen empfinden bügellose BHs als komfortabler, besonders wenn sie anfällig für Rückenschmerzen sind.

## KEINE KALTEN HÄNDE UND FÜSSE MEHR

Keine kalten Hände und Füße mehr – das wünschen sich viele, besonders in den kälteren Monaten. Die Förderung der Durchblutung ist ein zentraler Aspekt in der Anwendung von Crosstapes. Sie nutzen mechanische Stimulation, um die Durchblutung in spezifischen Körperregionen zu erhöhen.

- ◆ PC6 (Nei Guan)
- ◆ SP6 (San Yin Jiao)
- ◆ ST36 (Zu San Li)
- ◆ KI3 (Tai Xi)

Neben den Gitterpflastern gibt es auch traditionelle Hausmittel, wie beispielsweise den Ingwertee. Jener wärmt nicht nur von innen, sondern fördert auch die Blutzirkulation. Einfach ein paar frische Ingwerscheiben in heißem Wasser ziehen lassen und bei Bedarf mit einem Teelöffel Honig süßen.

Für **Entspannung und Wärme** sorgt ein warmes Fußbad. Geben Sie heißes Wasser in eine kleine Wanne und fügen Sie etwas Epsomsalz oder ein paar Tropfen ätherisches Öl wie Rosmarinöl hinzu. Dies kann die Durchblutung anregen und die Füße angenehm wärmen.

**Alpakakleidung** ist ebenfalls eine hervorragende Hilfe gegen kalte Extremitäten. Die Wolle des Alpakas ist bekannt für ihre außergewöhnlichen isolierenden Eigenschaften. Die Fasern sind zudem sehr weich und komfortabel, was das Tragen zu einem gemütlichen Erlebnis macht. Durch ihre feuchtigkeitsableitenden Eigenschaften bleibt Ihr Körper außerdem trocken.

## HILFE BEI VERDAUUNGSPROBLEMEN

Verdauungsprobleme umfassen eine breite Palette von Störungen, die den Magen-Darm-Trakt betreffen, darunter häufige Beschwerden wie Blähungen, Sodbrennen, Verstopfung, Durchfall und Reizdarmsyndrom. Diese Probleme können durch eine Vielzahl von Faktoren verursacht werden, einschließlich Ernährungsgewohnheiten, Stress, bakterielle Dysbalancen und chronische Erkrankungen.

Gitterpflaster können eine wertvolle Rolle bei der Linderung von Verdauungsbeschwerden spielen:

- ◆ **Am Bauch**: Das Anbringen von Gitterpflastern direkt auf dem Bauch kann helfen, die Durchblutung in diesem Bereich zu verbessern und die Funktion der Verdauungsorgane zu unterstützen. Dies kann besonders bei Blähungen oder Krämpfen hilfreich sein. Platzieren Sie das Pflaster beispielsweise im Abstand von etwa zwei Zentimetern rechts und links neben Ihrem Bauchnabel. Alternativ können Sie das Crosstape etwa vier Zentimeter unter Ihrem Bauchnabel anbringen.

- ◆ **Am unteren Rücken**: Bei Verdauungsproblemen wie Verstopfung kann das Anbringen von Crosstapes am unteren Rücken dazu beitragen, die Darmtätigkeit zu stimulieren und den Stuhlgang zu erleichtern.

- **Am Bein**: Platzieren Sie das Crosstape mittig unterhalb Ihrer Kniescheibe. Dieser Punkt liegt an der Vorderseite des Knies und wird häufig in der Akupressur verwendet, um die Verdauung zu unterstützen. Kleben Sie das Crosstape auf die Oberseite Ihres Fußes, knapp oberhalb der Stelle, wo der Fußrücken in den Fußknöchel übergeht. Eine weitere geeignete Stelle befindet sich knapp oberhalb des inneren Knöchels auf der Innenseite des Beins.

Eine **ausgewogene Ernährung** ist grundlegend für die Gesundheit des Verdauungssystems. Lebensmittel, die reich an Ballaststoffen sind, fördern eine gesunde Verdauung und können Verstopfung vorbeugen. Probiotika, wie sie in Joghurt und anderen fermentierten Lebensmitteln vorkommen, können helfen, das Gleichgewicht der Darmflora zu erhalten, was für eine gesunde Verdauung entscheidend ist.

Kräutertees, wie **Pfefferminz- oder Ingwertee**, sind bekannt für ihre verdauungsfördernden Eigenschaften und können bei Blähungen und anderen Unannehmlichkeiten helfen. Aromatherapie mit ätherischen Ölen wie Pfefferminz- oder Ingweröl kann ebenfalls beruhigend auf den Magen wirken und die Symptome lindern. Regelmäßige körperliche Aktivität, selbst nur Spazierengehen, unterstützt die Mobilität des Verdauungssystems und kann bei der Vorbeugung und Behandlung von Verdauungsproblemen helfen.

## CIAO REISEÜBELKEIT

Reiseübelkeit, auch bekannt als Kinetose oder Bewegungskrankheit, tritt auf, wenn das Gleichgewichtsorgan im Innenohr durch wiederholte Bewegungen wie Fahren, Fliegen oder Seefahren überstimuliert wird. Dann kann das Gehirn die Bewegungen des Körpers nicht mit dem, was es sieht, in Einklang bringen. Die Symptome können Schwindel, Übelkeit, Erbrechen und allgemeines Unwohlsein umfassen.

Gitterpflaster können eine effektive Methode zur Linderung der Symptome von Reiseübelkeit sein, indem sie den Energiefluss verbessern:

- **Hinter den Ohren**: Dies ist eine gängige Stelle für die Anwendung von Gitterpflastern bei Reiseübelkeit. Das Anbringen der Pflaster an diesen neuralgischen Punkten kann helfen, das Gleichgewichtsgefühl zu stabilisieren und Übelkeit zu reduzieren.

- **Auf den Handgelenken**: In der Traditionellen Chinesischen Medizin wird ein Punkt, etwa drei Fingerbreit vom Handgelenk entfernt auf der Innenseite des Unterarms, oft zur Linderung von Übelkeit stimuliert. Crosstapes an dieser Stelle können ähnliche Vorteile bieten und sind eine diskrete Methode, um Reiseübelkeit zu bekämpfen.

- **Am Torso**: Ein Gitterpflaster mittig auf dem Bauch, einige Zentimeter unterhalb Ihrer Brust, kann Reiseübelkeit ebenso eindämmen wie die Platzierung rechts und links von der Wirbelsäule im Nacken oder im unteren Bereich der Schulterblätter.

- **Knie**: Ein weiterer nützlicher Punkt befindet sich etwa vier Fingerbreit unterhalb des Knies, leicht seitlich von der Schienbeinvorderkante. Die Stimulation dieses Punktes durch sanften Druck kann ebenfalls dazu beitragen, Übelkeit zu reduzieren.

**Aromatherapie** mit ätherischen Ölen wie Pfefferminz-, Ingwer- oder Lavendelöl kann ebenfalls beruhigend wirken und die Symptome von Reiseübelkeit mildern. Ein paar Tropfen Öl auf ein Tuch geträufelt oder in einem tragbaren Diffusor können eine schnelle Linderung bieten.

> **Tipp:** Halten Sie sich frisch aufgeschnittenen Ingwer unter die Nase oder streichen Sie etwas Tigerbalsam darunter, um Reiseübelkeit entgegenzuwirken.

**Akupressur-Armbänder**, die Druck auf spezifische Punkte am Handgelenk ausüben, sind eine weitere natürliche Methode, um Reiseübelkeit zu begegnen.

Eine **gute Hydratation** ist ebenfalls entscheidend, da Dehydrierung die Symptome von Reiseübelkeit verschlimmern kann. Das Trinken von ausreichend Wasser und das Vermeiden von schweren Mahlzeiten vor und während der Reise können helfen, den Magen zu stabilisieren.

# NIKOTINENTZUG ENTSCHÄRFEN

Die Symptome von Nikotinentzug können von körperlichen Reaktionen wie Kopfschmerzen, Müdigkeit und Schlafstörungen bis hin zu emotionalen und psychischen Reaktionen wie Reizbarkeit, Angst und Depression reichen.

Gitterpflaster können dabei helfen, den Körper zu entspannen und die Durchblutung zu verbessern:

- **Hand**: Ein zentraler Akupressurpunkt bei Nikotinentzug nennt sich Nei Guan (PC6). Ein weiterer wichtiger Punkt namens LU7 (Lie Que) liegt drei Fingerbreit unterhalb der Handgelenksfalte zwischen den Sehnen.
- **Am Nacken**: Die Verwendung von Crosstapes am Nacken kann helfen, Spannungskopfschmerzen und Stress zu lindern, die häufig im Rahmen des Nikotinentzugs auftreten.
- **Auf der Brust**: Eine Platzierung in der Brustmitte auf Höhe der Brustwarzen kann Ihnen ebenso Linderung verschaffen wie zwei kleine Gitterpflaster oberhalb Ihres Schlüsselbeins.
- **Auf den Handgelenken**: Ähnlich wie bei der Behandlung von Nervosität können Akupunkturpflaster auf den Innenseiten der Handgelenke helfen, das emotionale Gleichgewicht zu fördern und die Intensität von Entzugserscheinungen zu reduzieren.

Neben den Gitterpflastern gibt es eine Vielzahl natürlicher Behandlungen, die bei den Herausforderungen des Nikotinentzugs unterstützend wirken können. Eine **gesunde Ernährung, reich an Antioxidantien**, unterstützt den Körper zusätzlich bei der Entgiftung. Lebensmittel, die besonders viel Vitamin C enthalten, sind dabei besonders wertvoll, da sie helfen, den oft durch das Rauchen reduzierten Vitamin-C-Spiegel wieder aufzufüllen.

**Regelmäßige körperliche Betätigung** spielt ebenfalls eine wichtige Rolle, da sie die Produktion von Endorphinen anregt, den natürlichen Stimmungs-aufhellern des Körpers, und so beim Abbau von Entzugsstress hilft.

Kräutertees, wie **Johanniskraut-, Baldrian- und Passionsblumentee**, sind für ihre beruhigenden Eigenschaften bekannt und können sehr hilfreich sein, um die mit dem Nikotinentzug oft verbundenen Nervositäten und Schlaf-probleme zu mildern.

> **Tipp:** Wechselwirkungen beachten – Johanniskraut beispielsweise kann die Wirkung der Antibabypille beeinflussen.

## ENTSPANNTER UMGANG MIT ANGSTZUSTÄNDEN

Angstzustände sind ein komplexes Phänomen, das durch das Zusammenspiel verschiedener Faktoren entsteht. Die genetische Veranlagung kann ebenso ausschlaggebend sein wie chemische Ungleichgewichte im Gehirn, die unsere Stimmung und unser Verhalten beeinflussen.

Stressige Lebensereignisse, seien es persönliche Verluste oder bedeutende Veränderungen, können ebenfalls zu Auslösern für Angstzustände werden. Bestimmte Persönlichkeitsmerkmale können Menschen anfälliger machen, während physische Gesundheitsprobleme und der Konsum von Stimulanzien wie Koffein die Symptome verschärfen können. Zudem können Umweltfaktoren wie anhaltender Stress in beruflichen oder familiären Kontexten das Auftreten von Angstzuständen begünstigen.

Gitterpflaster können auf vielfältige Weise dazu beitragen, Angstzustände zu lindern, indem sie die körperlichen Symptome von Stress und Angst mildern:

1. **Am Nacken**: Die Nutzung von Crosstapes im Nackenbereich kann helfen, Muskelverspannungen zu lösen, die oft mit Angstzuständen einhergehen. Die Entspannung dieser Muskeln kann ein Gefühl der Erleichterung und Ruhe fördern. Besonders bietet sich eine symmetrische Anbringung rechts und links von der Wirbelsäule unterhalb des Haaransatzes an.
2. **Über den Schulterblättern**: Viele Menschen tragen Stress und Angst in den Schultern. Gitterpflaster können hier angebracht werden, um Verspannungen zu lösen und die Durchblutung zu verbessern.
3. **An den Handgelenken**: In der Traditionellen Chinesischen Medizin werden die Handgelenke als wichtige Punkte für die Beeinflussung der sogenannten Herzenergie angesehen, die eng mit den Emotionen verbunden ist. Das zentrale Anbringen der Pflaster auf der Außenseite Ihres Handgelenks (also dort, wo sich das Ziffernblatt einer Armbanduhr befände) kann beruhigend wirken.

4. **Auf dem Torso**: Eine Anbringung zentral unter dem Brustmuskel kann ebenso wirksam sein wie eine symmetrische Anbringung zwischen Wirbelsäule und Schulterblatt.

> **Tipp:** Angstzustände bei Kindern erfordern die Arbeit mit anderen Akupressurpunkten: Hier können Sie die Crosstapes mittig auf der Innenseite des Handgelenks (also dort, wo sich der Verschluss einer Armbanduhr befände) oder oberhalb des großen Zehs und des zweiten Zehs auf dem Fußrücken anbringen.

Zusätzlich zu Gitterpflastern können **natürliche Mittel**, wie Ashwagandha, das stressregulierende Eigenschaften hat, und Lavendel, bekannt für seine beruhigende Wirkung, als Tee oder Öl verwendet werden. Auch CBD-Öl wird oft wegen seiner angstlösenden Eigenschaften genutzt.

**Meditation und Atemübungen** sind weitere kraftvolle Werkzeuge im Kampf gegen die Angst. Tiefes, diaphragmatisches Atmen kann sofort beruhigend wirken, während regelmäßige Meditation hilft, den Geist zu beruhigen und angstauslösende Gedankenmuster zu durchbrechen.

Nicht zu unterschätzen ist die Rolle **regelmäßiger körperlicher Aktivität**, die nicht nur zur allgemeinen Gesundheit beiträgt, sondern auch Endorphine freisetzt, die natürliche Stimmungsaufheller sind und helfen können, Angstgefühle zu reduzieren.

Eine **ausgewogene Ernährung**, die reich an Vitaminen und Mineralien ist, unterstützt nicht nur den Körper, sondern auch die psychische Gesundheit. Es lohnt sich, auf eine nährstoffreiche Ernährung zu achten und Stimulanzien wie Koffein, die Angstzustände verschlimmern können, zu meiden.

# KAPITEL 5

# REHABILITATION UND HEILUNG MIT GITTERPFLASTERN UNTERSTÜTZEN – 11 ANWENDUNGEN

Bei Rehabilitation und Heilung spielt die richtige Unterstützung eine entscheidende Rolle. Gitterpflaster bieten eine innovative Lösung zur Linderung von Schmerzen und zur Förderung der körperlichen Genesung. Dabei sind sie frei von Nebenwirkungen und können ergänzend zu anderen Therapieformen eingesetzt werden.

## POSTOPERATIVE HEILUNG BESCHLEUNIGEN

Nach einer Operation ist es wichtig, Ihrem Körper Ruhe zu gönnen und ihn bestmöglich bei der Heilung zu unterstützen. Gitterpflaster sind hierfür besonders geeignet, weil sie Schwellungen schneller abklingen lassen, die Blutzirkulation erhöhen und die Ausscheidung von Stoffwechselabfällen beschleunigen. Außerdem lindern sie oft die Schmerzen und tragen zu einem besseren Wohlbefinden bei. So können sie zum Beispiel nach einer Knieoperation rund um das Knie angelegt werden, um die Schwellung zu minimieren und die Beweglichkeit schneller wiederherzustellen.

Nützliche Stellen, um das Crosstape anzubringen, sind:

- ST36 (Zu San Li)
- SP6 (San Yin Jiao)
- LI4 (He Gu)

Eine **gesunde Ernährung** spielt ebenfalls eine wichtige Rolle in der postoperativen Heilung. Vitamine und Mineralien liefern Ihrem Körper die nötigen Bausteine für die Reparatur und Regeneration. Insbesondere Nahrungsmittel, die viel Vitamin C, Zink und Eiweiß enthalten, können nach einer Operation unterstützend sein.

Zu den besten **Vitamin-C-Quellen** zählen rote Paprika, Brokkoli, Erdbeeren und Kiwis, die nicht nur das Immunsystem stärken, sondern auch reich an Antioxidantien sind. Für eine gute Zinkzufuhr eignen sich Cashewnüsse, Kürbiskerne sowie Linsen und Haferflocken, die zusätzlich sättigende Ballaststoffe bieten. Nicht zu vergessen sind proteinreiche Lebensmittel wie Tofu, Bohnen und Quinoa, die essenziell für die Gewebereparatur und -erneuerung sind.

Die **Gesellschaft von Tieren** kann auch einen bedeutenden Beitrag zur emotionalen und physischen Heilung leisten. Die sogenannte tiergestützte Therapie wird häufig eingesetzt, um Stress abzubauen, Depressionen zu lindern und allgemein das Wohlbefinden zu steigern. Vor allem Therapiehunde sind bekannt dafür, Freude und Trost zu spenden.

> **Tipp:** Eine Pflanze namens **Katzenkralle** aus Peru, die für ihre entzündungshemmenden Eigenschaften bekannt ist, unterstützt das Immunsystem und kann helfen, Entzündungen zu bekämpfen.

Ausreichend Wasser hilft Ihrem Körper dabei, Nährstoffe zu den Zellen zu transportieren und Abfallprodukte effizienter zu entsorgen. Kräutertees, wie **Kamillen- oder Ingwertee**, bieten zudem entzündungshemmende Eigenschaften, die die Heilung fördern können.

**Leichte Bewegung** fördert die Durchblutung und hilft, die körperlichen Funktionen schneller wiederherzustellen. Es ist allerdings wichtig, sich dabei nicht zu überanstrengen.

## FÖRDERUNG DER DURCHBLUTUNG FÜR SCHNELLERE HEILUNG

Eine gute Blutzirkulation versorgt die Zellen nicht nur mit Sauerstoff und wichtigen Nährstoffen, sondern hilft auch dabei, Abfallstoffe und Toxine effizient zu entfernen. Dies ist besonders wichtig bei Verletzungen, Entzündungen oder nach Operationen, wenn der Körper alles daransetzt, das betroffene Gewebe zu reparieren.

Gitterpflaster wirken, indem sie die Haut lokal leicht anheben. Somit erzeugen sie einen kleinen Freiraum zwischen der Haut und den Muskeln, was den Lymphfluss und die Mikrozirkulation verbessert. Hierdurch können entzündete oder verletzte Bereiche schneller heilen, da eine erhöhte Durchblutung die Zufuhr von heilungsfördernden Substanzen beschleunigt und gleichzeitig Abfallprodukte effizienter entfernt werden.

Spezifische Punkte sind, neben der Platzierung in der Nähe der schmerzenden Stelle, folgende Akupressurpunkte:

- ST36 (Zu San Li)
- LV3 (Tai Chong)

Es gibt verschiedene weitere Methoden, um die Durchblutung zu verbessern und so die Heilung zu unterstützen. Aktivitäten wie **Spazierengehen, Joggen, Schwimmen oder Radfahren** fördern die Herz-Kreislauf-Gesundheit und regen den Blutfluss an. Selbst leichte Übungen können bereits einen großen Unterschied machen, besonders wenn sie regelmäßig ausgeführt werden.

Warme Bäder, Heizkissen oder **Wärmepflaster erweitern die Blutgefäße**, was den Blutfluss in die betroffenen Bereiche verstärkt und so die Heilung beschleunigt. Auch die Hydratation sollte nicht unterschätzt werden. Ausreichend Wasser zu trinken ist wichtig, um das Blut flüssig zu halten und die Zirkulation zu fördern. Dehydration kann das Blut dicker machen und so den Blutfluss behindern.

Eine ausgewogene Ernährung spielt ebenfalls eine wichtige Rolle. Lebensmittel, die reich an Vitamin C, E, **Omega-3-Fettsäuren und Antioxidantien** sind, können die Blutgefäßgesundheit unterstützen und Entzündungen im Körper reduzieren. Gewürze wie Ingwer und Cayennepfeffer sind bekannt dafür, die Durchblutung zu fördern, und können in die tägliche Ernährung integriert werden, um den Blutfluss zu stimulieren.

# UNTERSTÜTZUNG DES LYMPHFLUSSES UND SCHWELLUNGSREDUKTION

Lymphdrainage ist ein lebenswichtiger natürlicher Vorgang, bei dem die Lymphe — eine klare Flüssigkeit, die Abfallstoffe und überschüssige Flüssigkeiten aus dem Gewebe transportiert — durch ein ausgedehntes Netzwerk von Lymphgefäßen und Knoten fließt. Eine gut funktionierende Lymphdrainage ist entscheidend für ein starkes Immunsystem und die Entfernung von Toxinen aus dem Körper. Verzögerungen oder Blockaden in diesem System können zu einem Lymphstau führen, der Schwellungen und gesundheitliche Probleme nach sich ziehen kann.

Gitterpflaster sind besonders nützlich bei der Behandlung von Schwellungen nach Operationen, Verletzungen wie Verstauchungen und Zerrungen oder bei chronischen Erkrankungen, die zu Lymphödemen führen. Sie heben die Haut leicht an, sobald sie aufgeklebt werden. Diese Hebung schafft mehr Raum unter der Haut, was den Lymphfluss aus dem betroffenen Gewebe erleichtert.

Bringen Sie die Pflaster entlang der Lymphwege und in der Nähe von Lymphknoten an, um die Effektivität zu maximieren. Zum Beispiel kann bei einer Schwellung im Arm nach einer Brustoperation ein Crosstape entlang des inneren Arms angelegt werden, um die Lymphe zu den Lymphknoten im Achselbereich zu leiten.

Neben der Förderung der Lymphdrainage tragen Gitterpflaster auch zur Verbesserung der allgemeinen Zirkulation bei. Dies fördert den Transport von Nährstoffen und Sauerstoff in die betroffenen Bereiche und unterstützt damit die Heilung. Zudem gibt es einige Akupressurpunkte, die sich für die Crosstapes anbieten, wie ST36 (Zu San Li) und TF4 (Shen Men).

Eine weitere und sehr effektive Methode zur Förderung des Lymphflusses und zur Reduktion von Schwellungen ist die **Lymphdrainage**. Diese sanfte Massagetechnik wird besonders häufig bei Personen angewendet, die unter Lymphödemen oder anderen durch Stauungen verursachten Schwellungen leiden. Durch gezielte, sanfte Bewegungen entlang der Lymphbahnen kann die Massage helfen, angestaute Flüssigkeit zu mobilisieren und so die Schwellung zu verringern.

**Regelmäßige Bewegung**, wie Gehen, Schwimmen oder Radfahren, unterstützt die Muskelpumpe, die eine wichtige Rolle beim Transport der Lymphflüssigkeit spielt. Bereits leichte Bewegungen können einen großen Unterschied machen und helfen, Flüssigkeitsansammlungen und damit verbundene Schwellungen zu reduzieren.

**Kompressionskleidung**, wie Strümpfe oder Ärmel, die speziell für die Unterstützung des Lymphflusses entwickelt wurden, können ebenfalls sehr hilfreich sein. Diese Kleidungsstücke üben einen gleichmäßigen Druck auf das betroffene Gebiet aus und fördern so den Fluss der Lymphe, was die Schwellung und das Risiko weiterer Stauungen verringert.

## NARBENPFLEGE UND -REDUKTION

Die Pflege und Reduktion von Narben ist ein wichtiges Anliegen für viele Menschen, die durch Operationen, Verletzungen oder Akne dauerhafte Hautveränderungen erlebt haben. Sobald Ihre Wunde geschlossen ist und keine Anzeichen einer Infektion zeigt, können Sie mit der Narbenpflege beginnen. Es ist wichtig, die Wunde sauber und feucht zu halten, um die Bildung einer harten Kruste, die die Narbenbildung verstärken kann, zu vermeiden. Produkte wie Aloe vera, Silikongele oder -blätter können sehr hilfreich sein, da sie eine schützende Schicht bilden, die die Haut feucht hält und das Narbengewebe weicher macht.

Die mechanische Stimulation durch Crosstapes unterstützt den Abtransport von Abfallstoffen und fördert die Zufuhr von Nährstoffen und Sauerstoff zur Narbe, was wesentlich für die Reparatur und Regeneration der Hautzellen ist. Einige hilfreiche Akupressurpunkte sind hier:

- ◆ SP6 (San Yin Jiao)
- ◆ SP10 (Xue Hai)

> **Tipp:** Die Pflaster sollten erst nach dem Fadenzug auf geschlossenen Narben angebracht werden. Kleben Sie diese diagonal zur Narbe auf und verwenden Sie bei Bedarf mehrere Pflaster, um die komplette Narbe abzudecken. Nach spätestens vier Tagen sollten Sie die Akupunkturpflaster auswechseln.

Ein weiterer wichtiger Aspekt der Gitterpflaster ist die Reduktion von Narbengewebe. Bei regelmäßiger Anwendung können diese Pflaster dazu beitragen, das Erscheinungsbild von hypertrophen Narben oder Keloiden zu mildern. Dies geschieht durch die Entspannung der Haut und die Aufweichung des überschüssigen Narbengewebes, was letztendlich zu einer flacheren und weicheren Narbenstruktur führt.

Crosstapes sorgen zudem für eine höhere Flexibilität der Haut. Durch die spezielle Anordnung des Pflasters wird die Haut leicht in mehrere Richtungen gezogen, was dazu beiträgt, die Elastizität und Beweglichkeit in narbenbelasteten Bereichen zu verbessern. Dies ist besonders nützlich bei Narben, die sich über Gelenke erstrecken und daher die Bewegungsfreiheit einschränken könnten.

Narben können, besonders in den frühen Stadien der Heilung, oft schmerzhaft oder juckend sein. Durch das leichte Anheben der Haut können Gitterpflaster den Druck auf die Nervenenden reduzieren und die Symptome schnell lindern, sodass die Betroffenen sich nicht kratzen müssen.

Sie können Crosstapes mit diversen natürlichen Heilmethoden kombinieren: Das **sanfte Massieren der Narbe** mit Feuchtigkeitscremes oder Ölen kann die Durchblutung fördern und das Gewebe geschmeidiger machen.

Narbengewebe ist besonders empfindlich gegenüber Sonnenlicht, da es weniger Melanin enthält. Um eine **Verfärbung der Narbe zu verhindern** und den Heilungsprozess zu unterstützen, ist es daher ratsam, die Narbe vor direkter Sonneneinstrahlung zu schützen.

> **Tipp:** Mechanische Sonnenblocker mit Zink können besonders hilfreich sein, um Narben zum Beispiel beim Wassersport vor starker Sonne zu schützen.

Traditionell wird das weiße Sekret, das aus dem Stiel der Feige austritt, zur Behandlung von Narben verwendet. **Enzyme in den Feigen**, wie das Ficin, helfen, abgestorbenes Gewebe abzubauen, und fördern die Erneuerung der Haut. Tragen Sie diesen weißen Saft frischer Feigen direkt auf die Narbe auf und lassen Sie ihn einige Stunden einwirken, bevor Sie ihn abwaschen. Testen Sie den Saft jedoch zuerst auf einer kleinen Hautstelle, um sicherzustellen, dass keine allergischen Reaktionen entstehen.

## SCHWELLUNGEN NACH OPERATIONEN MINIMIEREN

Nach einer Operation reagiert der Körper mit Schwellungen. Das ist seine Art, mit dem Trauma der Operation umzugehen. Auch wenn diese Schwellungen ein normaler Teil des Heilungsprozesses sind, können sie Schmerzen verursachen, die Beweglichkeit einschränken und den Heilungsprozess verlangsamen.

Mittels Gitterpflastern können Sie Ihren Körper entlasten. Neben den bereits bekannten Anwendungsstellen Zu San Li und He Gu gibt es einige weitere Akupressurpunkte, die sich für die Nutzung von Akupunkturpflastern anbieten:

- SP9 (Yin Ling Quan)
- SP6 (San Yin Jiao)
- EX-UE8 (Luo Zhen)
- EX-B1 (Ding Chuan)

> **Tipp:** Auch nach Abklingen der initialen Schwellungen können Gitterpflaster weiterhin zur Förderung der allgemeinen Gewebegesundheit und zur Vorbeugung von Rezidiven genutzt werden.

Weitere hilfreiche Maßnahmen zur Reduzierung von Schwellungen sind:

- **Kälteanwendungen**: Kühlpads oder Eisbeutel, die in ein Tuch gewickelt sind, können auf die geschwollene Stelle gelegt werden. Dabei ist es wichtig, die Kälte nicht direkt auf die Haut aufzutragen, um Erfrierungen zu vermeiden. Besonders in den ersten 48 Stunden nach der Operation sollte diese Kühlung in Intervallen von etwa 20 Minuten angewendet werden.
- **Hochlagern des betroffenen Körperteils**: Dies fördert den Rückfluss von Blut und Lymphe und kann helfen, die Schwellung zu verringern. Nach einer Beinoperation zum Beispiel sollte das Bein hochgelegt werden.
- **Kompressionskleidung oder -verbände**: Diese üben sanften Druck auf das Gewebe aus und unterstützen so den Abfluss der Flüssigkeit aus dem geschwollenen Bereich.

- **Genügend trinken**: Eine gute Hydration hilft, Giftstoffe aus dem Körper zu spülen, und kann die Schwellung verringern. Es sollte auf Alkohol und koffeinhaltige Getränke verzichtet werden, da diese den Körper dehydrieren können.
- **Nährstoffreiche Ernährung**: Eine Ernährung, die reich an Vitaminen und Mineralien ist, unterstützt den Körper bei der Heilung. Bestimmte Lebensmittel, wie Ananas und Papaya, die entzündungshemmende Enzyme enthalten, können ebenfalls hilfreich sein.

## VERMINDERUNG VON VERKLEBUNGEN UND KONTRAKTUREN

Nach Operationen oder Verletzungen stehen viele Menschen vor dem Problem von Verklebungen oder Kontrakturen. Verklebungen entstehen, wenn das Gewebe um die Operations- oder Verletzungsstelle beginnt, unnatürliche Verbindungen zwischen den Gewebeschichten zu bilden. Dies kann nicht nur Schmerzen verursachen, sondern auch die Bewegungsfreiheit einschränken. Kontrakturen resultieren aus einer anhaltenden Steifheit oder einer Verkürzung der Muskeln, Sehnen oder der Haut, wodurch die Funktionsfähigkeit und Beweglichkeit der Gelenke beeinträchtigt werden.

Gitterpflaster verbessern die Durchblutung der kleinsten Blutgefäße und fördern den Lymphfluss. Diese Prozesse sind entscheidend, um Entzündungen zu reduzieren und die Ansammlung von überschüssiger Flüssigkeit zu vermeiden, die zu Verklebungen führen kann.

Die verbesserte Zirkulation trägt zudem dazu bei, dass Nährstoffe effizienter zu den betroffenen Stellen transportiert und Abfallprodukte schneller abtransportiert werden. Dies fördert die Gesundheit des Gewebes und unterstützt die natürliche Heilfähigkeit des Körpers. Die Flexibilität des Gewebes wird durch die Anwendung der Pflaster unterstützt, was wiederum die Entstehung von Kontrakturen verhindern kann.

Einige der effektivsten Akupressurpunkte, die Sie nutzen können, sind:

- GB21 (Jian Jing)
- LV3 (Tai Chong)

Viele natürliche Mittel sind bekannt für ihre entzündungshemmenden, schmerzlindernden und gewebeheilenden Eigenschaften:

- **Arnika** ist ein altbewährtes Mittel bei Verletzungen und postoperativen Beschwerden. Es kann als Salbe oder Gel aufgetragen werden und hilft, Schwellungen zu reduzieren und das Gewebe zu heilen. Die entzündungshemmenden Eigenschaften der Arnika machen sie besonders nützlich zur Behandlung von Verklebungen und Kontrakturen.
- **Kurkuma**, bekannt für seine starken entzündungshemmenden Effekte, kann sowohl intern als Ergänzung als auch extern in Pastenform angewendet werden. Das in Kurkuma enthaltene Curcumin unterstützt die Heilung von Gewebe und hilft, Schmerzen und Steifheit zu reduzieren.
- **Weihrauch**, dessen Harz starke entzündungshemmende Eigenschaften hat, wird oft in Form von Kapseln zur Schmerzlinderung und zur Verbesserung der Beweglichkeit verwendet. Er kann dazu beitragen, die Bildung von Narbengewebe zu minimieren und die Hautelastizität zu verbessern.
- **Aloe vera** ist für ihre kühlenden und heilenden Eigenschaften bekannt. Das Gelee kann direkt auf die betroffene Stelle aufgetragen werden, um die Haut zu beruhigen und die Heilung zu fördern. Die Pflanze hilft, die Haut geschmeidig zu halten, und kann bei der Prävention und Behandlung von Kontrakturen hilfreich sein.
- **Ingwer**, ein weiteres natürliches entzündungshemmendes Mittel, kann in Form von Tee konsumiert oder als ätherisches Öl in Massagen verwendet werden, um die Durchblutung zu fördern und Entzündungen zu lindern.
- **Eine Faszienrolle** übt Druck auf das Bindegewebe aus, was die Durchblutung in den betroffenen Bereichen verbessert und Sauerstoff sowie Nährstoffe zuführt. Dies fördert den Heilungsprozess und kann entzündliche Prozesse reduzieren. Das Rollen hilft, das Gewebe zu lockern, fördert die Flexibilität und kann Verklebungen im Bindegewebe lösen.

# UNTERSTÜTZUNG DER MUSKELERHOLUNG

Die Erholung der Muskulatur nach Verletzungen, Operationen oder intensivem Training ist ein entscheidender Schritt auf dem Weg zur Genesung und zur Vermeidung weiterer Beschädigungen.

Eine verbesserte Durchblutung mittels Gitterpflastern hilft Ihnen, die natürlichen Heilungsprozesse Ihres Körpers zu beschleunigen, und fördert eine effektive Regeneration der Muskeln. Zudem kann die Anwendung dazu beitragen, das Gefühl von Steifigkeit zu verringern und die Flexibilität zu verbessern, was besonders nach Verletzungen oder chirurgischen Eingriffen von Vorteil ist.

Einige wesentliche Akupressurpunkte für die Muskelerholung sind:

- ST36 (Zu San Li)
- LV3 (Tai Chong)
- GB21 (Jian Jing)
- GB20 (Feng Chi)
- LI11 (Qu Chi)

Zusätzlich zu Akupunkturpflastern können Sie Ihre Muskeln durch weitere natürliche Heilmethoden unterstützen: Ein bekanntes Beispiel ist Arnika. Die Pflanze ist für ihre **entzündungshemmenden und schmerzlindernden** Eigenschaften bekannt und kann dazu beitragen, Schwellungen zu reduzieren und den Heilungsprozess zu beschleunigen. Ihr Wirkstoff kann entweder als Gel oder als Creme direkt auf die betroffenen Muskelpartien aufgetragen werden.

Essenzielle Öle, wie **Lavendel- oder Pfefferminzöl**, können ebenfalls zur Muskelerholung beitragen. Beispielsweise können Sie diese Öle in Massagen verwenden, die nicht nur entspannend wirken, sondern auch die lokale Durchblutung fördern und somit die Heilung unterstützen. Die Massage selbst hilft, Verspannungen zu lösen, und fördert die Beweglichkeit.

Auch die Ernährung spielt eine wichtige Rolle bei der Erholung der Muskeln. Lebensmittel, die reich an **Antioxidantien, Proteinen und Omega-3-Fettsäuren** sind, unterstützen den Körper bei der Reparatur von Muskelgewebe und der Reduzierung von Entzündungen. Beispielsweise können Nüsse und grünes Blattgemüse dazu beitragen, den Heilungsprozess zu beschleunigen.

## REDUZIERUNG VON ÖDEMEN

Ödeme können nach Operationen, Verletzungen oder aufgrund verschiedener gesundheitlicher Zustände auftreten. Die Reduzierung dieser Schwellungen ist nicht nur wichtig für den Komfort, sondern auch für die Förderung der Heilung und die Wiederherstellung normaler Körperfunktionen.

> **Wissenswert:** Als Ödeme werden die Ansammlungen von Flüssigkeit im Gewebe bezeichnet.

Die Anhebung der Haut durch Gitterpflaster verringert den Druck auf die umliegenden Gewebe und fördert den Abfluss der gestauten Flüssigkeiten. Die regelmäßige Anwendung kann helfen, die Schwellung effektiv zu reduzieren und die betroffenen Bereiche zu entlasten. Zudem unterstützen die Crosstapes die natürlichen Regenerationsprozesse des Körpers, indem sie die Zufuhr von Nährstoffen und Sauerstoff verbessern und die Entfernung von Abfallstoffen beschleunigen. An diesen Stellen ist ein Einsatz beispielsweise denkbar:

- SP6 (San Yin Jiao)
- ST28 (Shui Dao)
- GB34 (Yang Ling Quan)
- BL60 (Kun Lun)

Pflanzenextrakte wie **Brennnessel oder Petersilie** wirken diuretisch, das heißt, sie fördern die Ausscheidung von Wasser aus dem Körper durch die Nieren. Dies kann besonders hilfreich sein, um die Flüssigkeitsansammlungen systemisch zu reduzieren. Diese Kräuter können als Tee zubereitet oder als Teil der Nahrung eingenommen werden.

Ein weiteres wirksames natürliches Mittel zur Reduzierung von Ödemen ist die **manuelle Lymphdrainage**. Durch sanfte, rhythmische Bewegungen fördert die Lymphdrainage den Transport der Lymphflüssigkeit aus den geschwollenen Bereichen zurück in den zentralen Kreislauf.

Zusätzlich können Kompressionstherapien, wie das Tragen von Kompressionsstrümpfen oder -bandagen, helfen, den Flüssigkeitsabfluss aus den Beinen zu fördern. Diese Methoden sind besonders nützlich bei Patienten, die **längere Zeit bettlägerig** sind oder bei denen Ödeme durch Venenprobleme entstanden sind.

## WIEDERHERSTELLUNG DER MOBILITÄT

Die Wiederherstellung der Mobilität nach einer Verletzung oder einem chirurgischen Eingriff ist ein entscheidender Schritt auf dem Weg zur Genesung. Es geht dabei nicht nur um die Wiedererlangung der Beweglichkeit, sondern auch um die Verbesserung der Lebensqualität und die Wiederherstellung von Unabhängigkeit.

Gitterpflaster sind in diesem Prozess besonders nützliche Hilfsmittel. Sie können gezielt auf Bereiche aufgetragen werden, die steif sind oder deren Beweglichkeit eingeschränkt ist.

> **Tipp:** Die Kombination aus Gitterpflastern und physiotherapeutischen Maßnahmen kann besonders effektiv sein.

Wesentliche Akupressurpunkte sind hier:

- ST36 (Zu San Li)
- LV3 (Tai Chong)
- GB21 (Jian Jing)

## THROMBOSE VERHINDERN

Thrombosen entstehen durch Blutgerinnsel in den Venen, die den Blutfluss blockieren können und ein ernsthaftes Risiko für die Gesundheit darstellen. Die Vorbeugung gegen Thrombosen ist besonders nach Operationen wichtig, wenn man beispielsweise länger bettlägerig ist.

Eine effektive Methode, um Thrombosen vorzubeugen, ist die Förderung der Blutzirkulation. Hier können Crosstapes sehr hilfreich sein, da sie die

Mikrozirkulation verbessern, was wiederum hilft, den Blutfluss zu regulieren und die Bildung von Blutgerinnseln zu verhindern.

> **Tipp:** Gitterpflaster sind besonders nützlich in Bereichen, die durch operative Eingriffe oder Verletzungen beeinträchtigt sind, da sie angewendet werden können, ohne direkten Druck auf das Gewebe auszuüben.

Neben bereits bekannten Anwendungspunkten finden Sie im Folgenden einige weniger bekannte:

- SP10 (Xue Hai)
- BL57 (Cheng Shan)
- GB41 (Zu Lin Qi)

Neben Gitterpflastern ist regelmäßige körperliche Bewegung entscheidend. Selbst kleine Übungen, wie das **Bewegen der Füße und Beine**, auch im Sitzen oder Liegen, können den Blutfluss fördern und das Risiko für Thrombosen senken. Patienten wird zudem häufig geraten, viel zu trinken, um gut hydriert zu bleiben. Das hält das Blut flüssiger und erleichtert seinen Durchfluss durch die Venen.

**Kompressionsstrümpfe** sind eine weitere wirksame Maßnahme zur Thromboseprävention. Sie üben sanften Druck auf die Beine aus und unterstützen die Venen dabei, das Blut effektiver zum Herzen zurückzupumpen. Sie sind besonders wichtig für Menschen, die längere Zeit im Bett bleiben müssen oder nur eingeschränkt mobil sind.

Die richtige Ernährung spielt ebenfalls eine entscheidende Rolle. Lebensmittel, die reich an Omega-3-Fettsäuren sind, wie Leinsamenöl und Walnüsse, wirken entzündungshemmend und unterstützen die natürliche Blutverdünnung. Der Konsum von **Vitamin-E-reichen Nahrungsmitteln** wie Nüssen und Vollkornprodukten kann helfen, das Risiko von Blutgerinnseln zu reduzieren.

# KAPITEL 6

# GITTERPFLASTER FÜR SPORT UND PRÄVENTION – 9 TIPPS UND TRICKS

Gitterpflaster sind in der Welt des Sports und der präventiven Gesundheitspflege zu einem unverzichtbaren Werkzeug geworden. Ob zur schnellen Erholung nach intensiven Trainingseinheiten, zur Linderung von Muskelschmerzen oder zur Vorbeugung von Verletzungen durch die Stabilisierung beanspruchter Bereiche – sie unterstützen den Körper dabei, im optimalen Zustand zu bleiben.

## VERLETZUNGEN VORBEUGEN UND MUSKELN UNTERSTÜTZEN

Viele Sportler, ob Läufer, Radfahrer, Fußballspieler oder Tennisspieler, setzen Crosstapes ein, um den hohen Anforderungen ihrer Sportarten an bestimmte Muskelgruppen gerecht zu werden. Indem das Pflaster an bestimmten Stellen platziert wird, können Muskelgruppen während der Aktivität effektiv unterstützt werden. Die kleinen Helfer reduzieren die Belastung und verbessern die Ausdauer. Darüber hinaus helfen Crosstapes, schneller zu regenerieren, indem sie die Selbstheilungsprozesse des Körpers aktivieren und so die Erholungszeit nach dem Sport verkürzen.

Diese smarten Pflaster bieten durch ihre spezielle Anwendung gezielte Unterstützung für stark beanspruchte oder verletzungsanfällige Muskelpartien. Eine präventive Anwendung kann hierbei einen entscheidenden Unterschied machen: Typischerweise wird das Pflaster auf Muskeln oder Sehnen sowie um die Gelenke herum appliziert, die durch wiederholte Bewegungen oder hohe Belastungen gefährdet sind. Weitere bereits bekannte Punkte werden nun in Kürze genannt:

- ST36 (Zu San Li)
- LV3 (Tai Chong)

◆  GB21 (Jian Jing)
◆  LR8 (Qu Quan)

---

**Wissenswert:** Propriozeptive Reize sind sensorische Signale, die von Rezeptoren in Muskeln, Sehnen und Gelenken gesendet werden, um dem Gehirn Informationen über die Position und Bewegung des Körpers im Raum zu vermitteln.

---

Ein weiterer bedeutender Vorteil dieser Pflaster ist ihre Fähigkeit, propriozeptive Reize zu senden. Diese sensorischen Feedbacks verbessern die Muskelkontrolle und -koordination, was wiederum das Risiko von Überbeanspruchungen oder Fehlbelastungen minimiert.

Darüber hinaus können sie beispielsweise bei Muskelkrämpfen direkt zum Einsatz kommen. Kleben Sie in diesem Fall schnell und unkompliziert ein Pflaster auf die Oberseite Ihres Handgelenks oder zentral auf Ihre Waden. Darüber hinaus kann eine Anbringung rechts und links der Wirbelsäule auf Höhe der Schulterblätter sinnvoll sein.

## IHRE GEHEIMWAFFE BEI SPORTLICHEN AKTIVITÄTEN

Gitterpflaster sind für Sportler eine wertvolle Unterstützung, da sie nicht nur dabei helfen, Verletzungen vorzubeugen, sondern auch die Regeneration nach sportlichen Aktivitäten beschleunigen.

**Verletzungsprävention**
Im Sport sind Muskelzerrungen, Gelenkbeschwerden und Sehnenprobleme allgegenwärtig. Crosstapes können effektiv eingesetzt werden, um die Muskeln und Gelenke während des Trainings zu stabilisieren. Durch ihre besondere Struktur bieten sie eine passive Unterstützung der Muskulatur, ohne die Bewegungsfreiheit einzuschränken. Das Anbringen der Pflaster in spezifischen Mustern entlang der Muskelstränge oder über Gelenken kann helfen, die Belastung gleichmäßiger zu verteilen und dadurch Überbeanspruchungen und Verletzungen vorzubeugen.

## Beschleunigung der Regeneration

Nach intensiven Trainingseinheiten oder Wettkämpfen ist die Regeneration ein kritischer Aspekt. Gitterpflaster verbessern durch ihre stimulierende Wirkung auf die Haut und das darunterliegende Gewebe die Durchblutung und den Lymphfluss. Diese verbesserte Zirkulation hilft, Abfallprodukte des Stoffwechsels schneller abzutransportieren und Nährstoffe effizienter zu den ermüdeten Muskeln zu bringen. Das Resultat ist eine schnellere Erholung und eine Reduzierung von Muskelkater.

## Konzentration

Nicht nur bei Leistungssportlern, sondern auch im Alltag oder auf der Arbeit spielt die Konzentration eine wesentliche Rolle. Um mittels Gitterpflastern Ihre Konzentration zu steigern, können Sie ein Akupunkturpflaster direkt auf der Wirbelsäule anbringen. Als Höhe eignen sich entweder der unterste Rippenbogen oder die Schulterblätter. Neben der Wirbelsäule können Sie die Pflaster auf Höhe des Bauchnabels verwenden. Weitere geeignete Stellen sind am Handgelenk, an der Stelle, wo der Verschluss Ihrer Armbanduhr wäre, oder die Außenseite Ihres Beines, etwa zehn Zentimeter oberhalb Ihres Knöchels.

## Kreislaufprobleme

Gerade bei hohen Temperaturen, wenig Zucker und körperlicher Anstrengung kann der Kreislauf schon mal in den Keller sacken. In diesem Fall können Sie Akupunkturpflaster direkt unter den Bauchnabel oder auf die Verlängerung Ihres zweiten Zehs auf dem Fußrücken platzieren. Des Weiteren können Pflaster rechts und links der Wirbelsäule sinnvoll sein, auf einer Höhe unterhalb der Schulterblätter.

## Weitere Anwendungsbeispiele

Läufer können Crosstapes beispielsweise entlang der Wadenmuskulatur anlegen, um Krämpfen vorzubeugen und die Erholung nach langen Läufen zu fördern. Gewichtheber können sie auf den unteren Rückenbereich anwenden, um die Wirbelsäule während des Hebens zu unterstützen und die Ermüdung nach dem Training zu mindern. Schwimmer könnten Crosstapes entlang der Schultern nutzen, um die Schultergelenke zu stabilisieren und das Risiko von Rotatorenmanschettenverletzungen zu verringern.

## Integration in das Training

Die Integration von Gitterpflastern in das reguläre Training sollte schrittweise erfolgen. Sportler können die Pflaster zunächst bei leichteren Trainingseinheiten testen, um die Hautreaktion und den Komfort zu überprüfen, bevor sie bei intensiveren Intervallen oder Wettkämpfen verwendet werden.

> **Tipp:** Gitterpflaster sind nicht nur für Menschen nutzbar, sondern können beispielsweise auch bei Pferden angewandt werden.

## Langfristiger Nutzen

Langfristig können Crosstapes dazu beitragen, die allgemeine Körpermechanik und Haltung zu verbessern, was zu einer besseren sportlichen Leistung und einer geringeren Verletzungsanfälligkeit führt. Die regelmäßige Anwendung kann helfen, kleinere Beschwerden frühzeitig zu erkennen und zu lindern, bevor sie zu ernsthaften Verletzungen führen.

## SPORTVERLETZUNGEN SCHNELL BEHANDELN

Die schnelle und wirksame Behandlung von Sportverletzungen ist entscheidend, um die Erholung zu beschleunigen und langfristige Beeinträchtigungen zu minimieren. Crosstapes sind dabei ein nützliches Hilfsmittel, um Schmerzen zu lindern und den Heilungsprozess zu fördern:

**Zerrungen und Verstauchungen:** Gitterpflaster werden direkt auf die betroffene Stelle geklebt, um die lokale Durchblutung und den Lymphfluss zu fördern. Dies hilft, Schwellungen zu reduzieren und den Heilungsprozess zu beschleunigen. Beispielsweise können sie auf eine gezerrte Wadenmuskulatur oder um ein verstauchtes Knöchelgelenk angelegt werden.

**Prellungen:** Bei Prellungen können Akupunkturpflaster die Schmerzen und die Schwellung durch ihre stimulierende Wirkung auf die Haut verringern. Die Anwendung fördert die Durchblutung, was zur schnelleren Resorption von Blutergüssen führt.

**Rückenschmerzen durch Überlastung:** Wenn Sie unter Rückenschmerzen leiden, können Gitterpflaster unterstützend wirken, indem sie entlang der schmerzenden Bereiche der Wirbelsäule angebracht werden. Sie fördern die Durchblutung und unterstützen hierdurch die natürlichen Heilungsprozesse des Körpers.

> **Tipp:** Bei einem **Hexenschuss** können Sie die Pflaster auf beiden Seiten der Wirbelsäule auf der Höhe Ihres untersten Rippenbogens anbringen. Eine Platzierung auf dieser Höhe direkt auf der Wirbelsäule ist ebenfalls möglich. Darüber hinaus können Sie die Crosstapes mitten in den Kniekehlen aufkleben. Ein weiterer Punkt ist die Platzierung auf beiden Seiten des Steißbeins.

## TENNISARM, GOLFERARM UND CO. SANFT BEHANDELN

Tennisarm und Golferarm sind häufige Beschwerden, die sowohl bei Sportlern als auch bei Menschen, die regelmäßig repetitive Bewegungen ausführen, auftreten können. Diese Erkrankungen sind Formen der Tendinitis, die durch Überbeanspruchung der Sehnen des Unterarms nahe dem Ellenbogen entstehen.

**Beim Tennisarm**, der eine Überlastung der Außenseite des Ellenbogens betrifft, wird das Gitterpflaster über den schmerzhaften Bereich der Sehnenansätze am äußeren Ellenbogen angebracht. Das Pflaster sollte so aufgeklebt werden, dass es die Sehnen, die zum Handgelenk führen, abdeckt und unterstützt. Manchmal wird das Pflaster auch in einem Muster angebracht, das die Spannung in dieser Region verteilt, um die Sehne zu entlasten und die Heilung zu fördern.

**Beim Golferarm**, der die Innenseite des Ellenbogens betrifft, wird das Pflaster entsprechend auf der Innenseite des Ellenbogens angebracht, über den schmerzenden Sehnenansätzen, die zum Unterarm führen. Hierbei wird das Pflaster ebenfalls so angelegt, dass es die betroffenen Sehnen unterstützt und die Belastung minimiert.

## MUSKELZERRUNG

Muskelzerrungen sind häufige Verletzungen, die Sportler und Personen mit körperlich anstrengenden Berufen betreffen. Sie entstehen, wenn Muskelgewebe über seine Kapazität hinaus beansprucht wird, was zu kleinen Rissen in den Muskelfasern führt. Dies kann schmerzhaft sein und ist oft mit Schwellungen, Blutergüssen und einer eingeschränkten Beweglichkeit verbunden. Besonders häufig treten die Zerrungen in Bereichen wie dem unteren Rücken, den Oberschenkeln, den Waden oder den Schultern auf.

Ein besonders relevanter Akupressurpunkt für die Behandlung von Muskelzerrungen ist der Punkt HT1 (Ji Quan). Ein weiterer wichtiger Punkt ist GB34 (Yang Ling Quan).

## ERSTE HILFE BEI PRELLUNGEN UND VERSTAUCHUNGEN

Prellungen und Verstauchungen sind häufige Verletzungen, die im Alltag oder während sportlicher Aktivitäten auftreten können. Um sie effektiv zu behandeln, ist es hilfreich, zunächst die PECH-Regel anzuwenden und danach mit Crosstapes zu arbeiten:

**PECH-Regel – Ein erster Schritt zur Behandlung**
Die PECH-Regel bietet einen schnellen und effektiven Ansatz zur Erstversorgung bei Prellungen und Verstauchungen:

1. **Pause**: Die sofortige Ruhepause verhindert eine weitere Verschlimmerung der Verletzung. Es ist wichtig, dass die betroffene Person das verletzte Körperteil sofort entlastet und jede weitere Belastung vermeidet.
2. **Eis**: Die Anwendung von Kälte hilft, die Schwellung zu reduzieren und die Schmerzen zu lindern. Legen Sie ein Tuch zwischen das Eis und die Haut, um Erfrieren zu vermeiden, und verwenden Sie das Eis nicht länger als 20 Minuten am Stück.
3. **Compression**: Eine sanfte Kompression durch einen elastischen Verband kann helfen, die Schwellung zu kontrollieren. Der Verband sollte fest, aber nicht zu straff angelegt werden, um den Blutfluss nicht zu behindern.
4. **Hochlagern**: Die Hochlagerung des verletzten Bereichs über Herzniveau unterstützt den Rückfluss von Blut und Flüssigkeit und kann so dazu beitragen, die Schwellung zu reduzieren.

Gitterpflaster können eine wertvolle Ergänzung zu den oben genannten Schritten der PECH-Regel sein. Bei der Anwendung von Crosstapes auf Prellungen oder Verstauchungen sollten diese direkt auf die betroffene Stelle geklebt werden. Das Pflaster arbeitet durch leichten Druck und die

Erzeugung von Mikrobewegungen in der Haut, was die natürliche Heilung des Körpers fördern kann. Durch die verbesserte Mikrozirkulation können auch Schmerzen gelindert werden.

Hilfreiche Akupressurpunkte bei Prellungen und Verstauchungen sind He Gu und San Yin Jiao.

## STEIGERUNG DER BEWEGLICHKEIT

Eine verbesserte Beweglichkeit kann nicht nur die Leistung steigern, sondern auch das Risiko von Verletzungen mindern. Gitterpflaster fördern durch ihre spezielle Struktur und Anbringung die Durchblutung und den Lymphfluss in den behandelten Bereichen. Dies kann dazu beitragen, Schwellungen und Entzündungen zu reduzieren und damit die Bewegungsfreiheit zu verbessern.

Außerdem heben sie die Haut und das darunterliegende Gewebe sanft an. Dieser leichte Zug an der Haut kann die Rezeptoren in der Haut stimulieren, was wiederum die Schmerzwahrnehmung reduziert und die natürliche Bewegungsfreiheit fördert.

Schließlich helfen Crosstapes auch, die muskuläre und fasziale Spannung zu normalisieren, was zusätzlich zur Verbesserung der Flexibilität beiträgt. Indem sie bestimmte Muskelgruppen oder Faszienbereiche unterstützen, können sie dazu beitragen, Überbelastungen und Verspannungen zu vermindern.

Das Anbringen von **Gitterpflastern um die Hüftregion** kann helfen, die Beweglichkeit zu erhöhen, besonders wenn man Steifigkeit oder leichte Schmerzen nach längerem Sitzen oder spezifischen Aktivitäten verspürt. Platzieren Sie hierfür das Akupunkturpflaster direkt auf dem Bereich der größten Spannung oder Schmerzen. Dies könnte der Bereich um das Hüftgelenk, die seitliche Hüfte oder die großen Gesäßmuskeln sein, je nachdem, wo genau die Beschwerden liegen.

Viele Menschen erleben eine **eingeschränkte Bewegungsfreiheit in den Schultern**, sei es durch Büroarbeit oder bestimmte Sportarten. Gitterpflaster können hier eingesetzt werden, um die Beweglichkeit zu verbessern und Verspannungen zu lösen. Für die beste Wirksamkeit sollten Sie das Pflaster auf den Bereich der Schulter kleben, der am meisten betroffen ist, etwa über dem Schultergelenk, dem Deltamuskel oder entlang des oberen Rückens nahe den Schulterblättern.

Bei **Kniegelenkproblemen oder nach Knieverletzungen** kann das Aufbringen von Crosstapes rund um das Kniegelenk die Heilung unterstützen und zur Wiederherstellung der Bewegungsfreiheit beitragen. Hier sollten Sie das Gitterpflaster oberhalb, unterhalb oder direkt über der Kniescheibe anbringen, abhängig davon, wo die Probleme am größten sind.

Neben der Anwendung von Crosstapes gibt es weitere Optionen, um die Beweglichkeit zu fördern:

- **Regelmäßiges Dehnen** ist entscheidend, um die Flexibilität der Muskeln zu verbessern und die Bewegungsfreiheit zu erhöhen. Dehnübungen sollten sanft und kontrolliert durchgeführt werden, um das Risiko von Verletzungen zu minimieren.
- **Yoga** ist eine hervorragende Methode, um sowohl die Flexibilität als auch die Muskelkraft zu verbessern. Die verschiedenen Positionen zielen darauf ab, die Muskeln zu dehnen und zu stärken, was die allgemeine Beweglichkeit verbessert.
- **Wasserübungen** nutzen den Auftrieb und Widerstand des Wassers, was sie besonders schonend für die Gelenke macht. Schwimmen oder spezielle Wasser-Aerobic können effektiv dazu beitragen, die Beweglichkeit zu steigern.

# KAPITEL 7

# ALLTAGSBESCHWERDEN ADE – 15 EINSATZMÖGLICHKEITEN FÜR GITTERPFLASTER

Gitterpflaster sind kleine Alleskönner, die Sie bei diversen Alltagsbeschwerden unterstützend einsetzen können. Von Ohrenschmerzen und Tinnitus über Angstzustände und Heiserkeit bis hin zu Menstruationsbeschwerden können die Pflaster Ihnen Linderung verschaffen und Sie unterstützen.

## OHRENSCHMERZEN BEGEGNEN

Ohrenschmerzen sind ein häufiges Leiden, das Menschen aller Altersgruppen betrifft. Sie können durch verschiedene Ursachen wie Infektionen, Druckunterschiede oder sogar durch Verspannungen im Nackenbereich ausgelöst werden.

Bei Ohrenschmerzen werden Gitterpflaster typischerweise rund um das betroffene Ohr angebracht. Die genaue Positionierung hängt dabei von der Art und der Ursache der Schmerzen ab:

- **Bei Infektionen oder Entzündungen im Ohr** können die Pflaster direkt hinter dem Ohr auf den Knochen (Mastoid) geklebt werden. Dies kann helfen, die Entzündung zu reduzieren und den Druck im Ohr zu mindern. Eine weitere Möglichkeit ist die Anbringung direkt vor dem Ohr.
- Bei Schmerzen, die durch **Verspannungen im Nacken oder Kieferbereich** verursacht werden, kann das Anbringen der Pflaster entlang des Nackens oder nahe den Kiefergelenken sinnvoll sein. Dadurch kann die Muskulatur entspannt und indirekt auch der Schmerz im Ohr beeinflusst werden.

Zusätzlich zu Crosstapes gibt es verschiedene natürliche Herangehensweisen, die ergänzend verwendet werden können, um Ohrenschmerzen zu lindern und den Heilungsprozess zu unterstützen:

1. **Warme Kompressen**: Eine warme Kompresse kann helfen, die Muskeln um das Ohr zu entspannen und Schmerzen zu lindern. Einfach ein sauberes Tuch in warmes Wasser tauchen, auswringen und für einige Minuten auf das betroffene Ohr legen.
2. **Zwiebelsäckchen**: Zwiebeln sind bekannt für ihre entzündungshemmenden und antibakteriellen Eigenschaften. Eine Zwiebel klein schneiden, in ein sauberes Tuch einwickeln und dieses Säckchen auf das betroffene Ohr legen. Die freigesetzten Dämpfe können helfen, den Schmerz zu lindern und die Heilung zu fördern.
3. **Teebaumöl**: Teebaumöl ist ein weiteres natürliches Antiseptikum, das Entzündungen reduzieren kann. Einige Tropfen verdünntes Teebaumöl können vorsichtig um das Ohr herum aufgetragen werden, um Schmerzen und Entzündungen zu lindern.
4. **Ingwertee oder -kompressen**: Ingwer ist bekannt für seine starken entzündungshemmenden Eigenschaften. Ingwertee kann innerlich zur allgemeinen Entzündungshemmung getrunken werden, während eine Kompresse mit frischem Ingwersaft äußerlich angewendet werden kann, um lokale Schmerzen zu lindern.
5. **Kräutertees**: Kamillen- und Lindenblütentee haben beruhigende Eigenschaften und können helfen, den Körper zu entspannen und das Immunsystem zu unterstützen. Der regelmäßige Genuss dieser Tees kann bei der Linderung von Ohrenschmerzen unterstützend wirken.
6. **Akupressur und Massage**: Sanfte Massagen und Akupressur können die Durchblutung im Ohr und um das Ohr fördern. Besonders der Bereich hinter den Ohren und entlang der Nackenmuskulatur kann dabei massiert werden, um Verspannungen zu lösen und den Lymphfluss zu verbessern.

# TINNITUS LINDERN

Das Phänomen ständiger Geräusche im Ohr, wie Klingeln, Pfeifen oder Summen, kann sehr belastend sein. Obwohl es keine Heilung für Tinnitus gibt, die bei jedem wirkt, können Gitterpflaster eine hilfreiche Methode sein, um die Symptome zu lindern. Der Schlüssel liegt darin, Bereiche zu wählen, die die Durchblutung und Entspannung der mit dem Ohr verbundenen Muskel- und Nervenbahnen fördern können:

1. **Hinter dem Ohr**: Wenn Sie das Pflaster direkt hinter dem Ohr auf den Knochen kleben, kann es die lokale Durchblutung fördern und könnte dadurch die Tinnitus-Symptome beeinflussen.
2. **Auf dem Nacken**: Eine Platzierung der Pflaster entlang der Nackenmuskulatur kann Verspannungen lösen, die oft mit Tinnitus in Verbindung stehen.
3. **Über dem Kiefergelenk**: Tinnitus kann durch Probleme im Kiefergelenk, wie temporomandibuläre Gelenkstörungen, beeinflusst werden. Das Anbringen von Gitterpflastern in der Nähe des Kiefergelenks kann dazu beitragen, Muskelverspannungen in diesem Bereich zu reduzieren und somit die Tinnitus-Symptome zu lindern.
4. **Auf den Schläfen**: Das Anbringen der Pflaster an den Schläfen kann ebenfalls hilfreich sein, insbesondere wenn Kopfschmerzen oder Migräne mit Ihrem Tinnitus verbunden sind.

Ergänzende Methoden zielen oft darauf ab, die Durchblutung zu verbessern, Stress zu reduzieren und den Körper dabei zu unterstützen, sich selbst zu heilen:

**Akupunktur** ist eine traditionelle chinesische Medizinpraxis, die das Einführen dünner Nadeln in spezifische Punkte am Körper umfasst. Es wird angenommen, dass Akupunktur das Nervensystem beeinflusst und dabei hilft, Schmerzen zu lindern und Entspannung zu fördern. Bei Tinnitus kann Akupunktur dazu beitragen, die zugrundeliegenden Spannungen zu lösen, die Durchblutung zu verbessern und potenziell die Wahrnehmung von Ohrgeräuschen zu verringern.

Verschiedene **Kräuter und Supplements** werden traditionell verwendet, um die Symptome von Tinnitus zu behandeln: Ginkgo biloba ist bekannt für seine durchblutungsfördernden Eigenschaften und wird häufig zur Behandlung von Tinnitus eingesetzt. Ginkgo soll die Mikrozirkulation im Innenohr verbessern und gleichzeitig neuroprotektive Effekte haben.

Da Stress die Tinnitus-Symptome verstärken kann, sind **Techniken zur Stressreduktion** besonders hilfreich: Regelmäßige Meditation kann helfen,

Stress abzubauen und das allgemeine Wohlbefinden zu fördern. Achtsamkeitsübungen können insbesondere dabei helfen, die Reaktion des Körpers auf Tinnitus zu verändern.

Eine **gesunde Ernährung** spielt ebenfalls eine entscheidende Rolle beim Umgang mit Tinnitus. Lebensmittel wie Beeren, Nüsse und grünes Blattgemüse, die reich an Omega-3-Fettsäuren sind, können entzündungshemmend wirken und die Symptome von Tinnitus potenziell verbessern. Koffein und übermäßiger Alkoholkonsum hingegen können Tinnitus verschlimmern. Einige Menschen finden Linderung ihrer Symptome, indem sie diese Stimulanzien reduzieren.

## ZÄHNEKNIRSCHEN STOPPEN

Zähneknirschen, auch bekannt als Bruxismus, kann nicht nur unangenehm sein, sondern auch langfristige Schäden an Zähnen und Kiefergelenken verursachen. Insbesondere wenn das Zähneknirschen durch muskuläre Verspannungen im Kiefer- und Nackenbereich verursacht wird, können Crosstapes eine hilfreiche Unterstützung bieten. Die Pflaster helfen, indem sie die Durchblutung in den betroffenen Bereichen fördern und Muskelverspannungen lösen, was wiederum die Symptome des Zähneknirschens lindern kann:

1. **Kieferbereich**: Eines der Hauptziele beim Aufkleben der Gitterpflaster ist der Kieferbereich, speziell rund um die Kiefergelenke. Platzieren Sie die Pflaster entlang des Kiefermuskels, der sich direkt vor dem Ohr befindet, um die Durchblutung zu fördern und die muskuläre Anspannung zu reduzieren.
2. **Schläfenbereich**: Ein weiterer sinnvoller Anwendungsbereich ist der Schläfenbereich, direkt über dem Kiefergelenk, um die von Bruxismus betroffenen Muskeln zu entspannen.
3. **Nacken**: Viele Menschen, die unter Zähneknirschen leiden, haben auch Verspannungen im Nacken. Das Anbringen von Crosstapes entlang des Nackens, insbesondere am oberen Nacken nahe der Schädelbasis, kann diese Verspannungen lösen und indirekt das Zähneknirschen reduzieren.
4. **Kiefergelenk**: Ein weiterer wichtiger Anwendungsbereich ist rund um das Kiefergelenk, das sich direkt vor den Ohren befindet. Die

Pflaster können hier dazu beitragen, die Spannung in den Gelenken und den umgebenden Muskeln zu verringern.

Stress ist oft ein Hauptauslöser für Zähneknirschen, daher ist **effektives Stressmanagement** entscheidend: Techniken wie Meditation und Achtsamkeit können dabei helfen, den allgemeinen Stresslevel zu reduzieren. Das regelmäßige Praktizieren von Yoga kann ebenfalls dazu beitragen, Stress abzubauen und gleichzeitig den Körper und vor allem die Muskeln um den Kiefer zu entspannen. Progressive Muskelentspannung, bei der verschiedene Muskelgruppen bewusst angespannt und wieder entspannt werden, kann speziell bei Verspannungen im Kieferbereich Linderung verschaffen.

Eine weitere hilfreiche Methode ist die Anwendung von **Wärme oder Kälte**. Eine warme Kompresse auf dem Kieferbereich unterstützt die Muskeln dabei, zu entspannen. Bei akuten Schmerzen kann das Auflegen einer Kältepackung entzündungshemmend wirken und sofortige Erleichterung bringen.

**Ätherische Öle** bieten auch eine natürliche Behandlungsmöglichkeit. Lavendelöl, bekannt für seine entspannenden Eigenschaften, kann beim Einatmen oder als Zusatz zu einem warmen Bad helfen, sowohl den Geist als auch den Kiefer zu entspannen. Pfefferminzöl, auf den Kieferbereich aufgetragen, kann Muskelverspannungen lösen und Schmerzen lindern.

Zudem können **Nahrungsergänzungsmittel** unterstützend wirken. Magnesium beispielsweise ist bekannt dafür, dass es zur Muskelentspannung beiträgt, und könnte somit direkt das Zähneknirschen beeinflussen. Eine ausgewogene Ernährung, die reich an Vitaminen und Mineralien ist, stärkt zudem das allgemeine Wohlbefinden und kann so indirekt dazu beitragen, Bruxismus zu reduzieren.

## BESCHWERDEN IN DEN WECHSELJAHREN REDUZIEREN

Die Wechseljahre sind eine natürliche Phase im Leben einer Frau, die mit verschiedenen körperlichen und emotionalen Veränderungen einhergehen kann:

**Hitzewallungen** sind eines der häufigsten Symptome der Wechseljahre. Sie können unangenehm sein und das tägliche Wohlbefinden beeinträchtigen.

Gitterpflaster können hier unterstützend wirken, indem sie auf die Innenseite des Unterschenkels, etwa vier Fingerbreit über dem Knöchel, geklebt werden. Diese Stelle ist bekannt dafür, das hormonelle Gleichgewicht zu fördern, und kann besonders bei Hitzewallungen und hormonellen Schwankungen hilfreich sein.

> **Tipp:** Um eine kühlende Wirkung zu erzielen, können die Pflaster auf den Fußsohlen oder an den Handgelenken angebracht werden.

Viele Frauen erleben während der Wechseljahre **Schlafprobleme**. Crosstapes können auf dem Nacken oder der oberen Wirbelsäule angebracht werden, um die Entspannung zu fördern und einen ruhigeren Schlaf zu unterstützen.

**Stimmungsschwankungen** sind eine weitere Herausforderung in den Wechseljahren. Gitterpflaster können das emotionale Gleichgewicht unterstützen, indem sie auf Akupressurpunkte geklebt werden, die mit der Regulierung der Stimmung in Verbindung stehen. Beliebte Stellen sind zum Beispiel die Bereiche hinter den Ohren oder auf den Unterarmen.

**Schlechter Laune** können Sie ebenfalls mit Akupunkturpflastern begegnen. Dabei können Sie ein Pflaster mittig auf die Brust kleben und es entweder unter dem Brustbein oder unter den Schlüsselbeinen positionieren. Eine weitere Möglichkeit ist die Stelle an Ihrer Hand, wo sich das Zifferblatt einer Armbanduhr befände.

**Muskel- und Gelenkschmerzen** können in den Wechseljahren verstärkt auftreten. Das Aufkleben von Gitterpflastern auf schmerzenden Bereichen wie dem unteren Rücken, den Knien oder den Schultern kann dabei helfen, Schmerzen zu lindern und die Beweglichkeit zu verbessern. Die leichte Hebung der Haut durch das Pflaster fördert die Durchblutung und kann so entzündungshemmend wirken.

Allgemeine Müdigkeit und ein **Mangel an Energie** sind häufige Beschwerden während der Wechseljahre. Crosstapes können auf Energiepunkten wie den Nieren oder entlang der Wirbelsäule angebracht werden, um die Energiezirkulation zu fördern und das allgemeine Wohlbefinden zu steigern.

Zusätzlich können die Crosstapes ganz allgemein bei Wechseljahresbeschwerden Abhilfe schaffen, wenn sie **mitten auf dem Steißbein** platziert werden. Alternativ können Sie ein kleines Pflaster auf der Innenseite Ihres Fußes auf dem Gelenk Ihres großen Zehs ankleben oder auf der Innenseite Ihres Fußes unterhalb Ihres Knöchels.

Neben der Anwendung von Gitterpflastern gibt es eine Vielzahl von natürlichen Methoden und Heilmitteln, um die Symptome der Wechseljahre zu verbessern:

**Phytoöstrogene** sind pflanzliche Verbindungen, die eine ähnliche Wirkung wie Östrogen im Körper haben können. Sie kommen in Lebensmitteln wie Sojabohnen, Leinsamen und vielen anderen Hülsenfrüchten vor. Ihr regelmäßiger Verzehr unterstützt das hormonelle Gleichgewicht und kann Symptome wie Hitzewallungen und nächtliche Schweißausbrüche mildern.

**Kräuterpräparate** wie Rotklee, Traubensilberkerze und Johanniskraut sind ebenfalls beliebt zur Linderung von Wechseljahressymptomen. Rotklee und Traubensilberkerze können bei Hitzewallungen und hormonellen Schwankungen helfen, während Johanniskraut besonders bei der Stimmungsregulation unterstützend wirken kann.

**Yoga und Meditation** sind gut für Ausgeglichenheit und Balance. Sie sind ideal, um Stress abzubauen und die geistige Gesundheit zu fördern. Regelmäßige Yoga-Übungen verbessern nicht nur die Flexibilität und den Gleichgewichtssinn, sondern können auch helfen, Hitzewallungen zu reduzieren und die Schlafqualität zu verbessern. Meditation hilft, den Geist zu beruhigen, und kann Stimmungsschwankungen effektiv entgegenwirken.

## HEISERKEIT SANFT BEHANDELN

Heiserkeit kann durch eine Vielzahl von Ursachen hervorgerufen werden, darunter Überbeanspruchung der Stimmbänder, Infektionen, Allergien oder auch ernsthaftere Bedingungen wie Kehlkopfentzündungen oder Schilddrüsenprobleme. Dieses Leiden äußert sich durch eine raue, schwache oder tonlose Stimme und kann von einem Kratzen im Hals begleitet sein.

Crosstapes können dazu beitragen, die Symptome der Heiserkeit zu lindern, indem sie die Durchblutung und den Lymphfluss in den betroffenen Bereichen fördern und Entzündungen auf diese Weise lindern:

- **An den Extremitäten**: Besonders wirkungsvoll sind die Gitterpflaster an Händen und Füßen. Bringen Sie das Pflaster in Verlängerung Ihres Daumens auf der Höhe einer Armbanduhr an. Alternativ können Sie von dieser Stelle weiter auf die Innenseite des Arms gehen. Auch die Innenseite des Fußes unter dem Knöchel ist eine geeignete Stelle.
- **Am Hals**: Ein gängiger Ansatz ist das Aufkleben von Crosstapes entlang des Halses, wo die Stimmbänder lokalisiert sind. Die Pflaster sollten vorsichtig auf beiden Seiten des Kehlkopfes positioniert werden, ohne die Luftzufuhr zu behindern.
- **Am Nacken**: Eine weitere Möglichkeit ist die Anwendung auf dem Nacken, insbesondere wenn die Heiserkeit durch muskuläre Verspannungen, zum Beispiel durch langes Sprechen oder Singen, verursacht wird. Die Pflaster können helfen, die Muskulatur zu entspannen und dadurch die Stimme zu entlasten.

Ein warmes Glas **Wasser mit Honig und Zitrone** ist ein echter Klassiker, wenn es darum geht, den Hals zu beruhigen. Honig hat antibakterielle Eigenschaften, die den Hals beschichten und Irritationen lindern, während Zitrone Vitamin C bereitstellt, das das Immunsystem unterstützt. Ingwertee, zubereitet mit **frischem Ingwer**, ist ebenfalls sehr zu empfehlen. Ingwer besitzt entzündungshemmende Eigenschaften, die helfen können, die Schleimhäute zu beruhigen und Schwellungen im Halsbereich zu reduzieren.

Trockene Luft kann Heiserkeit verschlimmern, deshalb kann es hilfreich sein, **die Luftfeuchtigkeit zu erhöhen**. Ein Luftbefeuchter oder das Einatmen von Dampf über einer Schüssel mit heißem Wasser kann dazu beitragen, die Atemwege feucht zu halten und die Beschwerden zu lindern.

**Ätherische Öle**, wie Eukalyptus- und Pfefferminzöl, sind ebenfalls nützlich. Sie können in einem Diffuser verwendet oder zur Dampfinhalation hinzugefügt werden, um die Atemwege zu öffnen und Entzündungen zu reduzieren.

# APPETITLOSIGKEIT ENTGEGENWIRKEN

Appetitlosigkeit kann durch eine Vielzahl von Faktoren verursacht werden, darunter emotionale Belastungen, Infektionen, andere medizinische Zustände sowie die Einnahme bestimmter Medikamente. Akupunkturpflaster können indirekt helfen, die Symptome von Appetitlosigkeit zu lindern, insbesondere wenn diese durch Stress oder körperliche Beschwerden wie Magen-Darm-Probleme verursacht wird:

- **Am Bauch**: Um die Verdauung zu fördern und eventuelle Magenbeschwerden zu lindern, können Gitterpflaster rund um den Magenbereich angebracht werden. Dies kann die Durchblutung verbessern und die Magen-Darm-Funktion unterstützen. Beispiele sind etwa mittig sechs Zentimeter über oder vier Zentimeter unter Ihrem Bauchnabel.
- **Am unteren Rücken**: Wenn die Appetitlosigkeit durch emotionale Stressfaktoren wie Angst verursacht wird, kann die Verwendung von Crosstapes am unteren Rücken helfen, das allgemeine Wohlbefinden zu verbessern und Entspannung zu fördern.
- **Brust, Knie und Hand**: Gegen Appetitlosigkeit im Allgemeinen bietet sich die Anbringung eines Crosstapes an der Handgelenkinnenseite an, wo der Verschluss einer Armbanduhr säße. Des Weiteren kann das Pflaster mittig unter der Kniescheibe oder dem Schlüsselbein festgeklebt werden.

Die Kombination aus Gitterpflastern, natürlichen Methoden und einer ausgewogenen Ernährung kann eine effektive Strategie sein, um das Wohlbefinden zu verbessern und den Appetit natürlich zu fördern.

**Kräutertees** wie Kamillentee, Ingwertee und Pfefferminztee sind für ihre beruhigenden und verdauungsfördernden Eigenschaften bekannt. Wenn man diese Tees regelmäßig trinkt, kann das den Magen beruhigen und den Appetit anregen. Aromatherapie mit ätherischen Ölen, wie **Pfefferminz- und Ingweröl**, kann ebenfalls unterstützend wirken. Ein paar Tropfen dieser Öle in einem Diffuser können beispielsweise dazu beitragen, Übelkeitsgefühle zu reduzieren.

Leichte körperliche Aktivität, wie Spaziergänge an der frischen Luft oder sanfte Yoga-Übungen, kann den Stoffwechsel ankurbeln und das Hungergefühl fördern. Zudem können **Anpassungen in der Ernährung** hilfreich sein. Das über den Tag verteilte Essen von kleinen, nährstoffreichen Snacks kann helfen, den Appetit schrittweise zu steigern. Lebensmittel, die reich an Vitaminen, Mineralien und Antioxidantien sind, unterstützen zudem die allgemeine Gesundheit und tragen zu einem besseren Wohlbefinden bei.

## NASENBLUTEN BEENDEN

Nasenbluten, medizinisch als Epistaxis bekannt, entsteht, wenn die kleinen Blutgefäße in der Nasenschleimhaut beschädigt werden. Als Auslöser können trockene Luft, mechanische Reizung, Infektionen, Allergien oder andere Ursachen fungieren.

> **Tipp:** Obwohl Nasenbluten oft harmlos ist, kann es manchmal auf tieferliegende Gesundheitsprobleme hinweisen. Vor allem bei häufigem oder starkem Nasenbluten ist es sinnvoll, einen Arzt zu kontaktieren.

Crosstapes können eine unterstützende Rolle bei der Behandlung von Nasenbluten spielen, indem sie die Durchblutung in den umliegenden Bereichen regulieren und zur allgemeinen Entspannung beitragen:

- **Auf den Nacken anwenden**: Die Nutzung von Crosstapes im Nackenbereich kann helfen, die Blutzirkulation zu verbessern und die Spannung in den oberen Atemwegen zu reduzieren, was dazu beitragen kann, das Risiko von Nasenbluten zu minimieren. Dazu können Sie die Pflaster entweder mittig auf oder rechts und links neben der Wirbelsäule unter dem Haaransatz platzieren.

- **Ohren, Knie und Hand**: Eine weitere Möglichkeit ist die Anwendung hinter den Ohren oder eine Platzierung direkt in den Kniekehlen. Zudem können Sie das Pflaster auf dem Handrücken zwischen Daumen und Zeigefinger anbringen. Diese Stellen sind in der Akupressur bekannt dafür, Einfluss auf das Wohlbefinden der Nasenwege zu haben.

Neben der Anwendung von Gitterpflastern gibt es verschiedene natürliche Methoden, um Nasenbluten zu verhindern oder zu behandeln. Feuchte Luft kann in den eigenen vier Wänden besonders während der trockenen

Monate eine große Hilfe sein. Ein **Luftbefeuchter** verhindert, dass die Nasenschleimhäute austrocknen, was wiederum das Risiko von Nasenbluten reduzieren kann. Ergänzend dazu können regelmäßige Nasenspülungen mit einer Salzlösung die Nasenwege feucht halten und Reizstoffe entfernen, die sonst zu Blutungen führen könnten.

**Vitamin C und Vitamin K** sind besonders nützlich, da Vitamin C die Kapillaren stärkt und Vitamin K entscheidend für die Blutgerinnung ist. Eine Ernährung, die reich an Zitrusfrüchten und grünem Blattgemüse ist, fördert nicht nur die Blutgefäßgesundheit, sondern unterstützt auch das Immunsystem.

Um die Nasenschleimhäute zusätzlich zu schützen, ist es wichtig, **Nasenreizungen zu vermeiden**. Dazu gehört, das Bohren in der Nase zu unterlassen und das Einatmen von reizenden Stoffen wie Rauch oder chemischen Dämpfen möglichst zu vermeiden, da dies die Schleimhäute beschädigen kann.

# NERVOSITÄT LINDERN

Nervosität ist ein Zustand emotionaler Spannung und Unruhe, der oft in stressigen oder unsicheren Situationen auftritt. Dieses Gefühl kann von körperlichen Symptomen wie Zittern, schnellem Herzschlag, trockenem Mund oder sogar Magenbeschwerden begleitet sein. Obwohl Nervosität eine normale menschliche Reaktion ist, kann sie belastend werden, wenn sie häufig oder in übermäßigem Maße auftritt.

Gitterpflaster können eine beruhigende und entspannende Wirkung haben:

- **Auf dem Brustbereich**: Das Anbringen von Akupunkturpflastern auf der Brust kann helfen, das Gefühl von Beklemmung und Atembeschwerden zu reduzieren, die oft mit Nervosität einhergehen.
- **Am Nacken und den Schultern**: Diese Bereiche sind häufig von muskulärer Spannung betroffen, wenn wir nervös sind. Crosstapes können hier helfen, die Muskeln zu entspannen und das allgemeine Wohlbefinden zu verbessern.
- **Auf den Handgelenken**: In der Akupressur gelten die Handgelenke als Punkte, die das emotionale Gleichgewicht fördern können. Akupunkturpflaster an diesen Stellen können beruhigend wirken und helfen, die Nervosität zu kontrollieren.

♦ **An den Beinen**: Crosstapes lassen sich auch unterhalb der Kniescheibe anbringen, leicht nach außen versetzt. Eine weitere Option
ist das zentrierte Kleben in die Kniekehle oder an der Fußaußenseite
zwischen Achillessehne und Knöchel.

Beruhigende Kräutertees wie **Kamillen-, Passionsblumen- und Laven-
deltee** sind für ihre entspannenden Eigenschaften bekannt. Ein regelmäßiger
Genuss kann das Nervensystem beruhigen und dazu beitragen, die Nervosität zu reduzieren. Aromatherapie nutzt die Kraft ätherischer Öle wie **Laven-
del-, Bergamotten- und Ylang-Ylang-Öl**, die sowohl in einem Diffuser
verwendet als auch verdünnt auf die Haut aufgetragen werden können, um
entspannende Effekte zu erzielen und das Wohlbefinden zu fördern.

Meditation und tiefe Atemübungen sind ebenfalls wertvolle Werkzeuge, um
**den Geist zu beruhigen** und den Körper zu entspannen, was besonders in
Momenten akuter Nervosität hilfreich sein kann. Regelmäßige körperliche
Aktivität, insbesondere sanfte Übungen wie Yoga oder Spaziergänge, spielen
eine wichtige Rolle bei der Reduzierung von Stresshormonen und fördern
ein allgemeines Wohlgefühl.

Ein weiterer wichtiger Aspekt ist die Ernährung, speziell der **Konsum magne-
siumreicher Lebensmittel** wie Spinat, Avocados und Bananen. Magnesium
wirkt natürlich beruhigend auf das Nervensystem, was den Abbau von Nervosität unterstützen kann.

## SODBRENNEN UNTERBINDEN

Sodbrennen ist ein häufiges Verdauungsproblem, das sich durch ein bren-
nendes Gefühl in der Brust oder im Hals manifestiert. Dieses unangenehme
Gefühl entsteht, wenn Magensäure in die Speiseröhre zurückfließt. Auslöser können bestimmte Lebensmittel, Stress oder eine liegende Position nach
dem Essen sein.

Gitterpflaster können dazu beitragen, die Symptome von Sodbrennen zu
lindern, indem sie Verspannungen im betroffenen Bereich reduzieren:

- **Bauch**: Der Punkt direkt unterhalb des Brustbeins, wo der Magen beginnt, kann helfen, die Muskeln zu entspannen und den Druck zu reduzieren, der dazu führt, dass Magensäure nach oben gedrückt wird.
- **Brust**: Ein weiterer nützlicher Ort ist das untere Ende des Brustbeins, um die Durchblutung in dieser Region zu fördern und die Symptome von Sodbrennen zu lindern. Alternativ können Sie das Pflaster auch mittig auf dem Brustkorb platzieren und ein zweites und drittes im Abstand von je etwa zwei Zentimetern darunter anbringen.
- **Handgelenk**: Eine mittige Platzierung auf der Innenseite des Handgelenks ist ein weiterer Triggerpunkt, den Sie gezielt stimulieren können.

Eine ausgewogene Ernährung ist entscheidend, um Sodbrennen zu kontrollieren. Vermeiden Sie **Lebensmittel, die Säure-Reflux auslösen**, wie fettige Speisen, Zitrusfrüchte, Schokolade und koffeinhaltige Getränke. Stattdessen können Sie Lebensmittel, die natürlich alkalisch sind, wie Bananen und Melonen, in Ihre Ernährung aufnehmen, um den Säuregehalt im Magen zu neutralisieren.

Kräutertees, insbesondere solche aus **Ingwer und Kamille**, können beruhigend auf den Magen wirken und sind effektiv bei der Linderung von Sodbrennen. Ingwer hat natürliche entzündungshemmende Eigenschaften und Kamille ist bekannt für ihre beruhigende Wirkung auf den Verdauungstrakt.

> **Tipp:** Legen Sie sich beim Schlafen auf die linke statt auf die rechte Seite. Dann kann die Magensäure nicht so einfach zurückfließen.

**Aloe-Vera-Saft** ist ein weiteres natürliches Mittel, das aufgrund seiner kühlenden und entzündungshemmenden Eigenschaften helfen kann, die Symptome von Sodbrennen zu lindern. Achten Sie darauf, einen Saft zu wählen, der speziell für den internen Gebrauch formuliert ist.

Regelmäßige Bewegung und die **Vermeidung von späten Mahlzeiten** können ebenfalls dazu beitragen, die Häufigkeit und Schwere von Sodbrennen zu reduzieren. Es ist wichtig, nach dem Essen eine aufrechte Position beizubehalten, um zu verhindern, dass Magensäure zurück in die Speiseröhre fließt.

# SCHLUCKAUF ADE

Schluckauf ist ein alltägliches Phänomen, das durch plötzliche, wiederholte Kontraktionen des Zwerchfells charakterisiert wird, die unwillkürliche, rasche Atemzüge verursachen, gefolgt von einem charakteristischen Hick-Geräusch. Obwohl Schluckauf meist harmlos und vorübergehend ist, kann er manchmal lästig und störend sein.

Gitterpflaster können die Symptome von Schluckauf durch eine Entspannung im Zwerchfellbereich lindern:

- **Am Halsbereich**: Das Platzieren von Crosstapes auf der Vorderseite des Halses kann helfen, die Nerven zu beruhigen, die das Zwerchfell kontrollieren. Dies kann effektiv sein, um den Rhythmus des Schluckaufs zu unterbrechen.
- **Auf der Brust**: Ein weiterer nützlicher Bereich ist das obere Brustgebiet, direkt unterhalb des Schlüsselbeins oder unterhalb der Brust in Verlängerung der Brustwarzen. Dies kann dazu beitragen, die Muskeln zu entspannen und die Zwerchfellbewegungen zu stabilisieren, die zum Schluckauf führen.
- **Auf dem Bauch**: In der Mitte des untersten Rippenbogens oder mittig zwischen Brust und Bauchnabel kann das Crosstape ebenfalls gegen Schluckauf helfen.

Eine Tasse warmes Wasser langsam zu trinken, kann helfen, den Vagusnerv zu stimulieren, der eine Rolle bei der Kontrolle des Schluckaufs spielt. Dies kann eine einfache und schnelle Lösung sein, um akuten Schluckauf zu stoppen. Ein weiteres bewährtes Hausmittel ist das **Halten des Atems** für einige Sekunden. Dies kann das Zwerchfell stabilisieren und den Schluckauf beenden.

**Einen Teelöffel Apfelessig** verdünnt in einem Glas Wasser einzunehmen, kann wirken, indem es die Nerven im Rachen reizt und so den Schluckauf unterbricht.

Die Vermeidung großer Mahlzeiten und das **langsame Essen** sind zusätzliche präventive Maßnahmen, um das Risiko von Schluckauf zu minimieren, besonders wenn man zu hastigem Essen neigt, weil dabei häufig zusätzliche Luft verschluckt wird, was Schluckauf begünstigt.

## KINDERKRANKHEITEN ABMILDERN

Windpocken, Masern, Mumps, Röteln und Scharlach sind oft durch charakteristische Symptome wie Hautausschläge, Fieber und Halsschmerzen gekennzeichnet.

Gitterpflaster sind eine sanfte und sichere Methode, um bestimmte Symptome bei Kinderkrankheiten zu lindern, insbesondere solche, die mit Schmerzen und Unbehagen verbunden sind:

- **Am Nacken und Rücken**: Bei Fieber und Schmerzen können Crosstapes entlang des Nackens und Rückens angebracht werden, um die Durchblutung zu fördern und Muskelverspannungen zu lösen.
- **Über den betroffenen Hautpartien**: Bei Krankheiten mit Hautausschlägen oder ähnlichen Symptomen können Crosstapes in der Nähe der betroffenen Bereiche (ohne direkten Kontakt mit gereizter Haut) angebracht werden, um den Heilungsprozess durch verbesserte Durchblutung zu unterstützen.

Ein warmes **Bad mit Haferflocken oder Backpulver** kann bei Hautausschlägen beruhigend wirken und Juckreiz lindern. Natürliche Öle wie Kokosöl oder Calendulaöl können ebenfalls angewendet werden, um die Haut zu pflegen und Irritationen zu reduzieren.

Kräutertees, besonders solche mit Kamille oder Pfefferminze, sind beruhigend und können helfen, bei Fieber oder Unwohlsein für Entspannung zu sorgen. **Leichte und nährstoffreiche Kost** unterstützt die Genesung, indem sie den Körper mit wichtigen Vitaminen und Mineralien versorgt.

## MENSTRUATIONSBESCHWERDEN SANFT LINDERN

Menstruationsbeschwerden können von leichten Krämpfen bis hin zu schweren Schmerzen reichen, die den Alltag beeinträchtigen. Häufige Symptome sind Krämpfe im Unterbauch, Rückenschmerzen, Kopfschmerzen und allgemeine Müdigkeit.

Gitterpflaster können Menstruationsbeschwerden effektiv und nicht-medikamentös lindern, indem sie die Durchblutung fördern und muskuläre Verspannungen lösen:

- **Am Unterbauch**: Das Aufkleben der Crosstapes direkt im Bereich des Unterbauchs kann helfen, die Durchblutung zu verbessern und Krämpfe zu lindern. Hier bietet sich beispielsweise das Anbringen rechts und links von der Bauchmitte etwa vier Zentimeter unterhalb des Bauchnabels an. Die Wärme und der leichte Druck des Pflasters können beruhigend wirken und die Schmerzen reduzieren.
- **Am unteren Rücken**: Viele Frauen erleben während ihrer Periode auch Rückenschmerzen. Crosstapes können am unteren Rücken sowie neben dem Steißbein angebracht werden, um Verspannungen zu lösen und Schmerzen zu reduzieren.

Eine ausgewogene Ernährung, reich an **Omega-3-Fettsäuren und Magnesium**, kann helfen, Entzündungen zu reduzieren und Krämpfe zu lindern. Lebensmittel wie Walnüsse und Spinat sind ausgezeichnete Quellen für diese Nährstoffe. Kräutertees, insbesondere solche mit Ingwer oder Kamille, sind bekannt für ihre entzündungshemmenden und schmerzlindernden Eigenschaften und können bei regelmäßigem Konsum während der Menstruation Erleichterung bieten.

Eine Wärmetherapie, zum Beispiel durch ein warmes Bad oder die **Anwendung von Wärmepads** auf dem Unterbauch oder Rücken, kann sehr effektiv sein, um die Durchblutung zu fördern und Muskeln zu entspannen. Regelmäßige leichte Übungen wie Yoga oder Spaziergänge können ebenfalls dazu beitragen, Krämpfe zu reduzieren und das allgemeine Wohlbefinden zu verbessern.

## KLEINE SCHNITTE UND SCHÜRFWUNDEN BEHANDELN

Kleine Schnitte und Schürfwunden sind alltägliche Verletzungen, die in jedem Haushalt vorkommen können. Obwohl diese Verletzungen meistens harmlos sind und keine ernsten Komplikationen nach sich ziehen, ist eine angemessene Behandlung wichtig, um Infektionen zu vermeiden und die Heilung zu fördern.

Gitterpflaster sind besonders effektiv, um die Heilung von kleinen Schnitten und Schürfwunden zu unterstützen, da sie die Durchblutung fördern und dadurch den Heilungsprozess beschleunigen können. Sie sind jedoch nicht direkt auf offenen Wunden anzuwenden, sondern sollten in den umliegenden Bereichen aufgetragen werden, um Schwellungen zu reduzieren und Schmerzen zu lindern.

- **Neben der Verletzung**: Crosstapes können direkt neben Schnitten oder Schürfwunden angebracht werden, um die Durchblutung in diesem Bereich zu verbessern. Dies hilft, den Abtransport von Entzündungsprodukten und Schadstoffen zu beschleunigen, und fördert eine schnellere Regeneration der Haut.
- **Auf korrespondierenden Reflexzonen**: Bei Schürfwunden an den Beinen oder Armen kann das Anbringen von Akupunkturpflastern auf den entsprechenden Reflexzonen helfen, die Heilung zu unterstützen und Schmerzen zu reduzieren.

Das Ausspülen der Wunde mit sauberem Wasser ist der erste wichtige Schritt, um Schmutz und Bakterien zu entfernen. Anschließend kann ein mildes Desinfektionsmittel angewendet werden, um das Infektionsrisiko zu minimieren. **Manuka-Honig** hat antibakterielle Eigenschaften und kann direkt auf die Wunde aufgetragen werden, um die Heilung zu fördern und Infektionen zu verhindern.

Ein **frisches Aloe-Vera-Gel** kann auf die Wunde aufgetragen werden, um den Heilungsprozess zu unterstützen und die Haut zu beruhigen.

Ätherische Öle wie **Teebaumöl oder Lavendelöl** sind ebenfalls nützlich, da sie natürliche antibakterielle und schmerzlindernde Eigenschaften besitzen. Verdünnt mit einem Trägeröl können sie sicher auf die Haut um die Wunde herum aufgetragen werden, um die Heilung zu fördern und Entzündungen zu reduzieren.

## JUCKREIZ BEI INSEKTENSTICHEN LINDERN

Insektenstiche können eine Reihe von Reaktionen hervorrufen, von mildem Juckreiz und Rötungen bis hin zu Schwellungen oder, in seltenen Fällen, schweren allergischen Reaktionen.

Gitterpflaster können die lästigen Symptome lindern:

- **Direkt um den Stichbereich**: Sie können die Crosstapes direkt um die Einstichstelle herum aufkleben. Das kann helfen, die Durchblutung zu verbessern und Schwellungen sowie Juckreiz zu reduzieren.
- **Auf korrespondierenden Reflexzonen**: Bei Stichen an Extremitäten wie Armen oder Beinen können Akupunkturpflaster auf den entsprechenden Reflexzonen Schmerzen und Unbehagen lindern.

**Aloe-Vera-Gel** ist für seine kühlenden und heilenden Eigenschaften bekannt und kann direkt auf den Stich aufgetragen werden, um Juckreiz und Entzündungen zu lindern.

Das Auftragen von Eis oder kalten Kompressen auf den Stich kann sofortige Linderung von Schwellungen und Juckreiz bieten. Niedrige Temperaturen helfen, die Blutgefäße zu verengen und die Freisetzung von Entzündungsmediatoren zu reduzieren.

Natürliche Öle und Extrakte wie **Teebaumöl, Lavendelöl und Kokosöl** besitzen entzündungshemmende und antimikrobielle Eigenschaften, die bei der Behandlung von Insektenstichen hilfreich sein können.

> **Tipp:** Diese essenziellen Öle sollten immer in einem Trägeröl verdünnt verwendet werden, um Hautirritationen zu vermeiden.

**Backpulver**, mit ein wenig Wasser zu einer Paste gemischt, kann auf den Stich aufgetragen werden, um den pH-Wert der Haut zu neutralisieren und Juckreiz zu reduzieren.

**Apfelessig** kann den Juckreiz lindern, indem er auf die betroffene Stelle getupft wird. Seine säurehaltigen Eigenschaften helfen, die Giftstoffe zu neutralisieren, die zu Juckreiz und Reizungen führen.

## BAUCHSCHMERZEN BEI KINDERN BEENDEN

Bauchschmerzen bei Kindern können viele Ursachen haben, darunter Infektionen, Verstopfung, Stress, Nahrungsmittelunverträglichkeiten oder -allergien. Diese Schmerzen können von leicht bis schwer reichen und sind oft eine Herausforderung für Eltern, die nach sicheren und effektiven Behandlungsmöglichkeiten suchen.

Gitterpflaster können Bauchschmerzen lindern:

- ◆ **Auf dem Bauch**: Um den Nabel herum angebracht, können Crosstapes dabei helfen, die Durchblutung zu fördern und die Verdauung zu unterstützen. Dies ist besonders nützlich bei Bauchschmerzen, die durch Verstopfung oder Blähungen verursacht werden.

- **Auf dem unteren Rücken**: Wenn Bauchschmerzen mit Rückenschmerzen verbunden sind, kann das Platzieren von Crosstapes am unteren Rücken dazu beitragen, sowohl Rücken- als auch Bauchbeschwerden zu lindern.

---

**Tipp:** Bei Jugendlichen und Erwachsenen bietet sich eine symmetrische Anbringung auf den Wangen an. Zudem kann die Innenseite des Arms etwa zwei Zentimeter unterhalb des Ellenbogens ebenso stimuliert werden wie die Stelle, an der der Verschluss einer Armbanduhr sitzen würde.

---

Ein warmes Bad vor dem Schlafengehen kann entspannend wirken und Bauchschmerzen lindern. Die Wärme hilft, Muskelverspannungen zu lösen und das allgemeine Wohlbefinden zu verbessern. Auch eine **sanfte Bauchmassage mit warmem Öl** kann beruhigend wirken und die Verdauung fördern.

**Kräutertees, wie z. B. Kamillentee**, sind bekannt für ihre beruhigenden Eigenschaften und können bei Verdauungsbeschwerden helfen. Kamille ist besonders mild und sicher für Kinder, sollte jedoch bei jüngeren Kindern oder Babys am besten in verdünnter Form angeboten werden.

Eine **ausgewogene Ernährung reich an Ballaststoffen** und eine ausreichende Flüssigkeitszufuhr sind entscheidend, um Verdauungsprobleme zu vermeiden. Geben Sie Ihrem Kind keine schwer verdaulichen oder blähenden Lebensmittel, wenn es zu Bauchschmerzen neigt.

# SCHLUSSWORT UND ZUKUNFTSPERSPEKTIVEN

Gitterpflaster, die zunächst in der Sportmedizin und physikalischen Therapie populär wurden, haben sich als vielseitiges Instrument in der Schmerzbehandlung und Rehabilitation etabliert. Ihre Fähigkeit, die natürlichen Heilungsprozesse des Körpers zu unterstützen, ohne pharmazeutische Produkte einzusetzen, macht sie zu einer attraktiven Option für eine breite Zielgruppe.

Da sie dabei das jahrtausendealte Wissen der Traditionellen Chinesischen Medizin mit modernen wissenschaftlichen Erkenntnissen verknüpfen, sind sie ein ideales Werkzeug für Ihren Alltag. Mit ein wenig Übung können Sie Crosstapes schnell und einfach selbst anbringen und in Kürze von der Nebenwirkungsfreiheit und sanften Wirkungsweise profitieren.

Ein spannendes Anwendungsgebiet der Crosstapes liegt im Sport, wo sie nicht nur zur Vorbeugung und Behandlung von Verletzungen dienen, sondern auch die Leistungsfähigkeit und Muskelkoordination verbessern können. Die Pflaster werden auf spezifische Bereiche des Körpers aufgebracht, um eine Mikrozirkulation des Blutes zu fördern und so eine schnellere Regeneration zu unterstützen.

Darüber hinaus findet das Crosstape Anwendung in der alltäglichen Gesundheitsvorsorge. Zum Beispiel können Menschen, die lange Stunden am Schreibtisch verbringen, durch die Anwendung der Pflaster an Nacken oder Rücken eine Verbesserung ihrer Haltung und eine Reduktion von Spannungsschmerzen erleben.

Auch in der ästhetischen Medizin werden Gitterpflaster zunehmend beliebt. Sie werden eingesetzt, um die Hautstraffung zu fördern und das Erscheinungsbild von Cellulite zu mindern, indem sie die Haut leicht anheben und die Lymphdrainage verbessern.

In der neurologischen Rehabilitation bieten die Pflaster eine einfache, aber effektive Methode zur Stimulierung betroffener Muskelpartien, was besonders bei Patienten mit Lähmungserscheinungen oder anderen motorischen Einschränkungen hilfreich sein kann.

Die Zukunft von Akupunkturpflastern sieht vielversprechend aus, da die Nachfrage nach nicht-invasiven und nicht-medikamentösen Behandlungsmöglichkeiten stetig wächst. Es ist zu erwarten, dass die Forschung in diesem Bereich weiter zunimmt, insbesondere um die genauen Mechanismen zu verstehen, durch die Akupunkturpflaster therapeutische Vorteile bieten. Weiterhin könnten Verbesserungen in Material und Klebetechnologie die Wirksamkeit und den Tragekomfort der Pflaster noch weiter erhöhen.

Mit der zunehmenden Digitalisierung und dem Trend zu tragbaren Gesundheitstechnologien könnten Gitterpflaster auch in smarte Gesundheitssysteme integriert werden. Denkbar wäre die Entwicklung von Pflastern, die nicht nur mechanische Unterstützung bieten, sondern auch physiologische Daten sammeln und in Echtzeit Feedback zur Haltungskorrektur oder zur Prävention von Verletzungen geben.

In einer Zeit, in der individuelle und präventive Gesundheitsmaßnahmen immer mehr in den Fokus rücken, könnten Crosstapes eine Schlüsselrolle in der zukünftigen Landschaft der Gesundheitsfürsorge spielen. Durch ihre Fähigkeit, natürliche Heilungsprozesse zu fördern und die Selbstfürsorge zu unterstützen, stehen sie beispielhaft für die Verschiebung hin zu mehr Eigenverantwortung im Gesundheitsmanagement und zur Nutzung ganzheitlicher Therapieansätze.

# GLOSSAR UND ABBILDUNGEN

Nachfolgend befindet sich ein alphabetisch geordnetes Glossar mit den genannten Akupressurpunkten, ihrer Lage und den häufigsten Anwendungsmöglichkeiten sowie Abbildungen zur besseren Identifizierung der Punkte:

**BL23 (Shen Shu)**
- ✦ **Lage**: Beidseitig circa 1,5 cm neben der Wirbelsäule, direkt neben dem zweiten Lendenwirbel, etwa auf Höhe der Taille.
- ✦ **Anwendungen**: Unterstützt die Nierenfunktion und wird häufig bei Rücken- und Kreuzschmerzen, allgemeiner Schwäche, Tinnitus, Müdigkeit und Menstruationsbeschwerden eingesetzt. Hilft bei Beschwerden der unteren Wirbelsäule und bei Schwächezuständen, die mit den Nieren in Verbindung gebracht werden.

**BL40 (Wei Zhong)**
- ✦ **Lage**: In der Mitte der Kniekehle.
- ✦ **Anwendungen**: Linderung von Schmerzen im unteren Rücken und den Beinen, speziell bei Ischias, Muskelverspannungen und Knieproblemen. Fördert auch die Zirkulation des Blutes und die Entfernung von Hitze aus dem Körper. Auch hilfreich bei Hautproblemen und Ekzemen sowie bei Magen-Darm-Beschwerden wie Bauchschmerzen und Erbrechen.

**BL57 (Cheng Shan)**
- ✦ **Lage**: Auf der Wadenrückseite, etwa 8 cm unterhalb der Kniekehle, zwischen den Wadenmuskeln, wo sich häufig eine natürliche Vertiefung befindet.
- ✦ **Anwendungen**: Wird zur Behandlung von Wadenkrämpfen und Krampfadern eingesetzt. Auch hilfreich bei Rückenschmerzen und Fußbeschwerden, insbesondere Fersenschmerzen. Unterstützt die Entspannung der Muskulatur in den Beinen.

## BL60 (Kun Lun)

- **Lage**: Am äußeren Fußgelenk, in der Vertiefung zwischen dem äußeren Knöchel und der Achillessehne.
- **Anwendungen**: Lindert Schmerzen und Verspannungen im unteren Rücken, Nacken und Kopfbereich, insbesondere Kopfschmerzen und Migräne. Dieser Punkt wird oft zur Linderung von Geburtswehen eingesetzt und kann bei Schlaflosigkeit sowie psychischer Unruhe helfen.

## CV17 (Dan Zhong)

- **Lage**: Mittig auf dem Brustkorb, zwischen den Brustwarzen.
- **Anwendungen**: Unterstützung der Atemwege und Linderung bei Brustschmerzen und Atembeschwerden. Fördert das Herz-Kreislauf-System und wirkt beruhigend bei emotionalem Stress, Angst und Unruhe. Dieser Punkt ist auch bei Verdauungsstörungen und zur Förderung der Milchproduktion bei stillenden Müttern hilfreich.

## CV6 (Qi Hai)

- **Lage**: Etwa 3 cm unterhalb des Bauchnabels auf der Mittellinie des Bauchs.
- **Anwendungen**: Stärkung der Lebensenergie (Qi), fördert Verdauung und den Darmtrakt. Wird eingesetzt bei Müdigkeit, Magenbeschwerden, Menstruationsproblemen und allgemeinen Schwächezuständen. Hilfreich auch bei Durchfall, Blähungen und Fruchtbarkeitsproblemen.

## EX-B1 (Ding Chuan)

- **Lage**: Auf beiden Seiten der Wirbelsäule, knapp 1 cm neben dem markanten Knochen, der am Übergang vom Nacken zum oberen Rücken hervorsteht.
- **Anwendungen**: Wird speziell zur Linderung von Atembeschwerden, Husten und Asthma eingesetzt. Fördert die Lungenfunktion und hilft bei akuten Atemwegsproblemen.

## EX-HN3 (Yintang)

- **Lage**: Zwischen den Augenbrauen, auf der Mittellinie der Stirn, auch als drittes Auge bekannt.
- **Anwendungen**: Linderung von Kopfschmerzen, Angst, Schlaflosigkeit und Nasennebenhöhlenproblemen. Hilfreich bei emotiona-

lem Stress, Schlafstörungen und bei der Behandlung von Augen- und Nasenproblemen wie Heuschnupfen und verstopfter Nase.

## EX-UE8 (Luo Zhen)
- **Lage**: Auf dem Handrücken, etwa 0,5 bis 1 cm hinter dem zweiten und dritten Mittelhandknochen, bei leicht gebeugter Hand.
- **Anwendungen**: Häufig eingesetzt bei Nackenverspannungen, Steifheit im Nacken und akuten Schmerzen in den Schultern. Unterstützt die Entspannung der Muskeln und lindert Bewegungseinschränkungen im Nacken- und oberen Rückenbereich.

## GB20 (Feng Chi)
- **Lage**: An der Schädelbasis, 2-3 cm von der Mittellinie des Nackens entfernt in den Vertiefungen auf beiden Seiten der Wirbelsäule.
- **Anwendungen**: Lindert Kopfschmerzen, Nackenschmerzen, Schwindel und Schlafprobleme. Dieser Punkt wird häufig bei Erkältungen und Grippe eingesetzt, um Erkältungssymptome zu lindern und die Blutzirkulation im Kopfbereich zu fördern.

## GB21 (Jian Jing)
- **Lage**: Auf der Schulter, mittig zwischen dem Halsansatz und der Schulterspitze, wo sich oft eine natürliche Vertiefung oder Spannung beim Anheben der Schultern bildet.
- **Anwendungen**: Behandlung von Verspannungen und Schmerzen in Schultern und Nacken. Wird auch zur Geburtsförderung eingesetzt und kann Kopfschmerzen, Stress und emotionale Anspannung lindern. Vorsicht bei Schwangeren, da dieser Punkt wehenfördernd wirken kann.

## GB34 (Yang Ling Quan)
- **Lage**: An der Außenseite des Unterschenkels, etwa 3-4 cm unterhalb des Knies, direkt unterhalb des kleinen, vorspringenden Knochens (Wadenbeinkopf).
- **Anwendungen**: Fördert die Beweglichkeit und lindert Schmerzen in den Sehnen und Gelenken, insbesondere bei Knie- und Beinbeschwerden. Hilft bei Muskelkrämpfen, steifen Gelenken und wird zur Linderung von Verdauungsproblemen und Übelkeit eingesetzt. Unterstützt auch die Leberfunktion.

## GB39 (Xuan Zhong)

- **Lage**: Etwa 3 cm oberhalb des Außenknöchels, in einer Vertiefung am Rand des Wadenbeins.
- **Anwendungen**: Unterstützt die Stärkung des Immunsystems und fördert die Beweglichkeit. Häufig verwendet bei Nacken- und Rückenschmerzen, Schwindel und neurologischen Beschwerden wie Ischias. Dieser Punkt gilt als unterstützend für die Knochen und wird oft bei Osteoporose und Schwäche der unteren Extremitäten verwendet.

## GB40 (Qiuxu)

- **Lage**: Am äußeren Fußgelenk, direkt vor dem äußeren Knöchel, in einer kleinen Vertiefung zwischen dem Knöchel und den Sehnen des Fußes.
- **Anwendungen**: Lindert Schmerzen und Verspannungen im Knöchelbereich, fördert die Beweglichkeit des Gelenks und unterstützt bei Gallenblasen- und Leberbeschwerden. Wird häufig bei Verdauungsstörungen, Menstruationsproblemen und Schmerzen im unteren Rücken eingesetzt.

## GB41 (Zu Lin Qi)

- **Lage**: Auf dem Fußrücken, in der Vertiefung zwischen dem kleinen Zeh und dem danebenliegenden Zeh, etwa eine Daumenbreite von der Fußwurzel entfernt.
- **Anwendungen**: Wirkt auf den Brust- und Kopfbereich und wird häufig bei Migräne, Brustschmerzen und Menstruationsproblemen eingesetzt. Fördert den freien Fluss von Energie im Körper und hilft bei Augenerkrankungen und Verdauungsproblemen.

## HT1 (Ji Quan)

- **Lage**: In der Achselhöhle, nahe dem vorderen Rand des Schulterblatts.
- **Anwendungen**: Unterstützt die Herzfunktion und beruhigt den Geist. Wird bei Schmerzen im Brustbereich, Herzrasen, Angstzuständen und emotionaler Unruhe verwendet. Häufig eingesetzt bei Schwindel und Problemen im oberen Rücken und Schulterbereich.

## HT7 (Shen Men)

- ◆ **Lage**: Am inneren Handgelenk, in einer kleinen Vertiefung an der Unterkante des Handgelenks, direkt an der Innenseite unterhalb des kleinen Fingers.
- ◆ **Anwendungen**: Beruhigt den Geist und fördert erholsamen Schlaf. Eingesetzt bei Schlaflosigkeit, Angst, Depression, Stress und emotionaler Instabilität. Dieser Punkt ist auch bei Herzproblemen und Handgelenkschmerzen hilfreich.

## KI3 (Tai Xi)

- ◆ **Lage**: Am inneren Fußgelenk, in der Vertiefung zwischen dem Innenknöchel und der Achillessehne.
- ◆ **Anwendungen**: Unterstützt die Nierenfunktion und fördert die Lebensenergie (Qi). Hilfreich bei Rückenschmerzen, Harnproblemen, Schlaflosigkeit und Erschöpfung. Wird auch bei Hörproblemen und Tinnitus verwendet, da die Nieren als mit dem Ohr verbunden gelten.

## LI11 (Qu Chi)

- ◆ **Lage**: An der Außenseite des Ellenbogens. Wenn der Arm im rechten Winkel gebeugt ist, liegt er am Ende der Ellenbeugenfalte.
- ◆ **Anwendungen**: Stimuliert den Kreislauf und hat eine kühlende Wirkung auf den Körper, häufig eingesetzt bei Fieber, Halsschmerzen, Hautproblemen und entzündlichen Erkrankungen. Hilft bei Schmerzen im Ellenbogen und fördert die Beweglichkeit des Arms. Dieser Punkt wird auch zur Unterstützung des Immunsystems genutzt.

## LI4 (He Gu)

- ◆ **Lage**: Auf dem Handrücken, direkt hinter dem Ansatz des Zeigefingers, in der Vertiefung zwischen dem Zeige- und dem Mittelfinger.
- ◆ **Anwendungen**: Stimuliert das Immunsystem und lindert Schmerzen. Wird oft bei Kopfschmerzen, Zahnschmerzen, Nackenschmerzen und Erkältungen eingesetzt. Vorsicht bei Schwangeren, da dieser Punkt wehenfördernd wirken kann. Dieser Punkt wird oft verwendet, um den Körper generell zu stärken und zur Schmerzlinderung.

## LU7 (Lie Que)

- **Lage**: An der Innenseite des Unterarms, etwa 1,5 cm oberhalb des Handgelenks. Er befindet sich leicht versetzt in Richtung Daumen, in einer Vertiefung zwischen zwei Sehnen.
- **Anwendungen**: Unterstützt die Atemwege und wird oft bei Erkältungen, Asthma, Husten und Nasennebenhöhlenentzündungen eingesetzt. Fördert die Blutzirkulation und lindert Nackensteifheit und Kopfschmerzen. Dieser Punkt wird auch zur Linderung von Trauer und emotionalem Stress verwendet.

## LV3 (Tai Chong)

- **Lage**: Auf dem Fußrücken, in der Vertiefung zwischen dem großen Zeh und dem Zeh daneben, etwa zwei Fingerbreit von der Fußwurzel entfernt.
- **Anwendungen**: Unterstützt die Leberfunktion und reguliert den Energiefluss. Häufig eingesetzt bei emotionalem Stress, Kopfschmerzen, Bluthochdruck, Menstruationsbeschwerden und Verdauungsproblemen. Dieser Punkt hilft auch bei der Entspannung und Linderung von Spannungsschmerzen, insbesondere bei Angst und Gereiztheit.

## LR8 (Qu Quan)

- **Lage**: An der Innenseite des Knies, direkt in der Vertiefung am Übergang zwischen Oberschenkel und Unterschenkel, wenn das Knie leicht gebeugt ist.
- **Anwendungen**: Fördert die Leberfunktion und ist hilfreich bei Menstruationsproblemen, unteren Rückenschmerzen und Verdauungsproblemen. Unterstützt die Blutzirkulation in den Beinen und hilft bei Kniebeschwerden und Steifheit in den unteren Extremitäten.

## PC6 (Nei Guan)

- **Lage**: An der Innenseite des Unterarms, etwa drei Fingerbreit oberhalb des Handgelenks, zwischen den beiden Sehnen in der Mitte des Arms.
- **Anwendungen**: Unterstützt die Herz- und Magenfunktion und beruhigt den Geist. Häufig verwendet bei Übelkeit, Reisekrankheit, Verdauungsproblemen, Schlaflosigkeit und Angstzuständen. Lindert zudem Schmerzen in der Brust und fördert die allgemeine Entspannung. Dieser Punkt wird oft genutzt, um den Magen zu beruhigen und die Emotionen zu stabilisieren.

## SI3 (Hou Xi)

- **Lage**: Auf der Handkante, direkt hinter dem kleinen Finger, in der Vertiefung am Übergang zwischen Handfläche und Fingeransatz, wenn die Hand leicht zur Faust geschlossen ist.
- **Anwendungen**: Lindert Nacken- und Rückenschmerzen, speziell entlang der Wirbelsäule. Hilft bei Kopfschmerzen und Ohrproblemen. Dieser Punkt wird häufig zur Behandlung von Schmerzen und Bewegungseinschränkungen im Rücken und in der Wirbelsäule eingesetzt.

## SP10 (Xue Hai)

- **Lage**: Auf der Vorderseite des Oberschenkels, etwa vier Fingerbreit oberhalb der Kniescheibe, leicht zur Innenseite des Beins hin, in einer weichen Vertiefung des Muskels.
- **Anwendungen**: Fördert die Blutzirkulation und hilft bei Hautproblemen, Menstruationsbeschwerden und entzündlichen Erkrankungen. Häufig verwendet bei Juckreiz, Ekzemen und Allergien, besonders bei Hautsymptomen. Dieser Punkt unterstützt die Reinigung des Bluts und wird zur Stärkung des Kreislaufs eingesetzt.

## SP6 (San Yin Jiao)

- **Lage**: An der Innenseite des Unterschenkels, etwa vier Fingerbreit oberhalb des Innenknöchels, direkt hinter der Schienbeinkante.
- **Anwendungen**: Stimuliert die Milz-, Nieren- und Lebermeridiane und wird zur Regulierung des Hormonsystems eingesetzt. Häufig verwendet bei Menstruationsbeschwerden, Verdauungsproblemen, Schlaflosigkeit und Angstzuständen. Dieser Punkt ist vielseitig und wird oft zur Förderung der allgemeinen Vitalität und zur Linderung von Erschöpfung genutzt. Achtung bei Schwangeren, da dieser Punkt wehenfördernd wirken kann.

## SP9 (Yin Ling Quan)

- **Lage**: Knapp unterhalb des Knies, am unteren Rand des medialen Schienbeinkondylus (der knöcherne Vorsprung auf der Innenseite des Knies).
- **Anwendungen**: Unterstützt die Verdauung und den Wasserhaushalt des Körpers. Wird bei Blasenentzündungen, Verdauungsbeschwerden, Flüssigkeitsansammlungen und Menstruationsbeschwerden eingesetzt. Dieser Punkt fördert die Milzfunktion und hilft bei der Linderung von Schwellungen und Ödemen.

## ST28 (Shui Dao)

- ◆ **Lage**: Etwa 3 cm unterhalb und 2 cm rechts und links seitlich des Bauchnabels.
- ◆ **Anwendungen**: Unterstützt die Blasen- und Fortpflanzungsorgane und wird oft bei Blasenentzündungen, Menstruationsbeschwerden und Flüssigkeitsansammlungen eingesetzt. Hilfreich zur Förderung der Durchblutung im Beckenbereich und zur Behandlung von Ödemen.

## ST35 (Dubi)

- ◆ **Lage**: Direkt neben der unteren Kniescheibenkante, wenn das Knie gebeugt ist.
- ◆ **Anwendungen**: Lindert Kniebeschwerden und wird bei Schmerzen, Schwellungen und Steifheit im Kniegelenk verwendet. Hilfreich bei Arthrose, Arthritis und allgemeinen Bewegungseinschränkungen im Kniebereich.

## ST36 (Zu San Li)

- ◆ **Lage**: Etwa 4 cm unterhalb der Kniescheibe und leicht zur Außenseite hin, in einer Vertiefung neben der Schienbeinkante.
- ◆ **Anwendungen**: Sehr vielseitiger Punkt zur Stärkung der allgemeinen Vitalität und des Immunsystems. Häufig eingesetzt bei Verdauungsproblemen, Müdigkeit, allgemeiner Schwäche, Magenbeschwerden und Immunstörungen. Dieser Punkt fördert die Energie (Qi) und ist bekannt dafür, die Lebensqualität zu verbessern und die allgemeine Widerstandsfähigkeit zu stärken. Häufig genutzt zur Unterstützung des Verdauungstrakts und zur Förderung der Durchblutung.

## ST6 (Jia Che)

- ◆ **Lage**: Im hinteren, äußeren Bereich des Unterkiefers in Richtung Ohrläppchen, in einer Vertiefung bei zusammengebissenen Zähnen.
- ◆ **Anwendungen**: Hilft bei Kiefer- und Zahnschmerzen, Kieferverspannungen, Gesichtslähmung (z. B. bei Fazialisparese) und nächtlichem Zähneknirschen. Dieser Punkt wird oft zur Entspannung der Kaumuskulatur verwendet.

## TF4 (Shen Men)

- ◆ **Lage**: Auf der Ohrmuschel, im oberen Teil der dreieckigen Vertiefung nahe der Ohrmitte, die auch als „Dreieckgrube" bezeichnet wird.

- **Anwendungen**: Beruhigt den Geist und hilft bei emotionaler Anspannung, Angst, Schlafstörungen und Stress. Wird häufig in der Ohrakupunktur eingesetzt, um das Nervensystem zu entspannen und das allgemeine Wohlbefinden zu fördern. Dieser Punkt wird auch bei Suchtentwöhnungen eingesetzt.

**TW5 (Wai Guan)**
- **Lage**: Etwa 2 cm oberhalb des Handgelenks auf der Außenseite des Arms, zwischen den Knochen der Elle und Speiche, wo das Ziffernblatt einer Uhr wäre.
- **Anwendungen**: Unterstützt die Immunabwehr und wird häufig bei Erkältungen, Fieber und Kopfschmerzen eingesetzt. Hilft auch bei Handgelenk- und Armproblemen, insbesondere bei Schmerzen und Steifheit. Dieser Punkt wird zur Harmonisierung des Energiekreislaufs und zur Förderung der Durchblutung im Oberkörperbereich genutzt.

## MYOFASZIALE TRIGGERPUNKTE

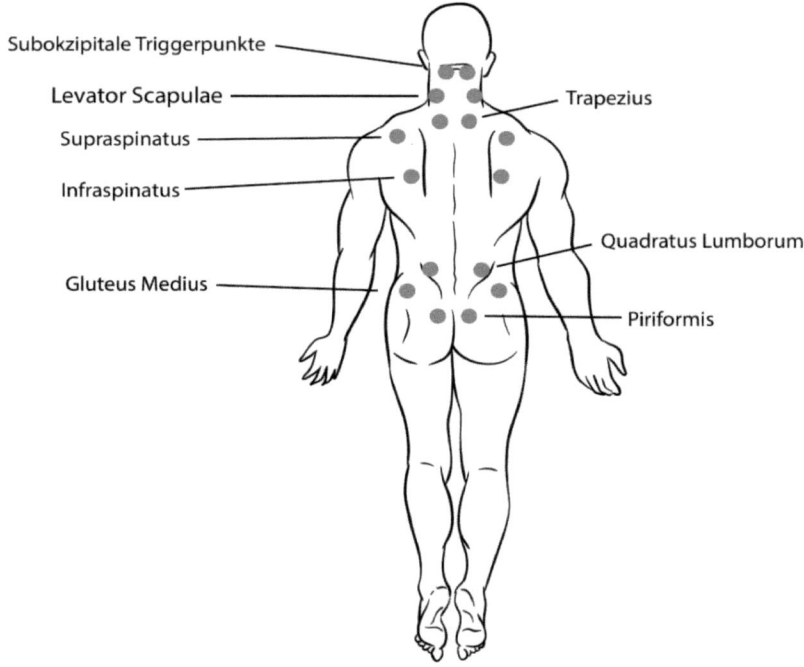

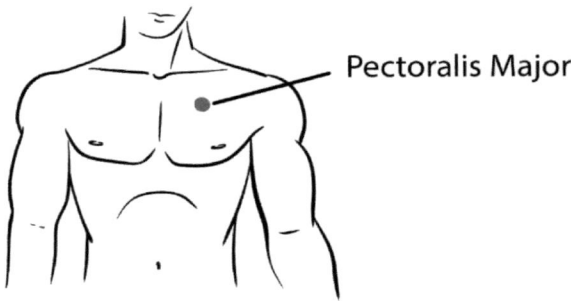

Pectoralis Major

## AKUPRESSURPUNKTE AUS DER TRADITIONELLEN CHINESISCHEN MEDIZIN (TCM)

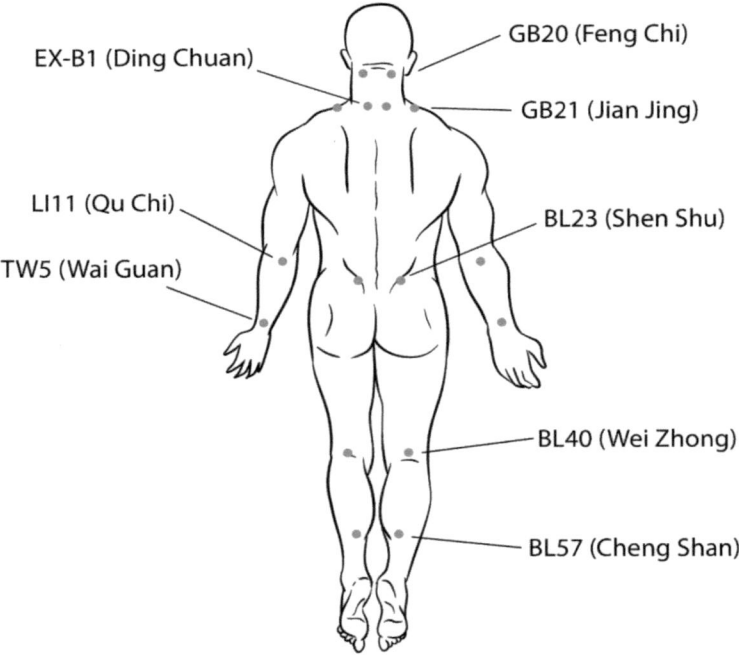

EX-B1 (Ding Chuan)

GB20 (Feng Chi)

GB21 (Jian Jing)

LI11 (Qu Chi)

TW5 (Wai Guan)

BL23 (Shen Shu)

BL40 (Wei Zhong)

BL57 (Cheng Shan)

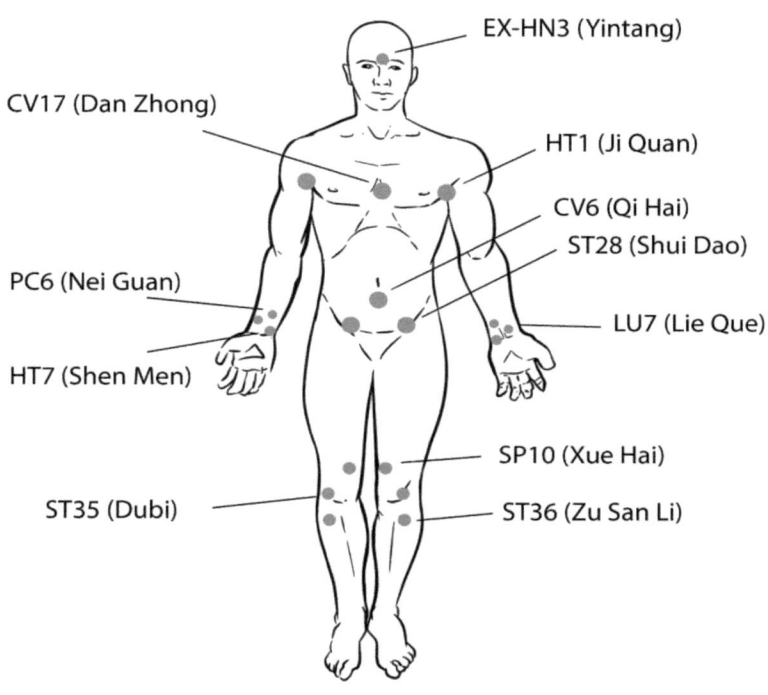

EX-HN3 (Yintang)

CV17 (Dan Zhong)

HT1 (Ji Quan)

CV6 (Qi Hai)

ST28 (Shui Dao)

PC6 (Nei Guan)

LU7 (Lie Que)

HT7 (Shen Men)

SP10 (Xue Hai)

ST35 (Dubi)

ST36 (Zu San Li)

TF4 (Shen Men)

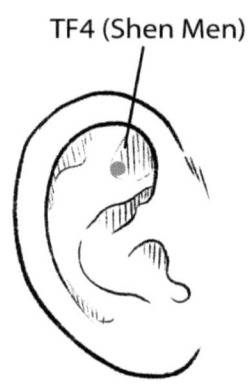

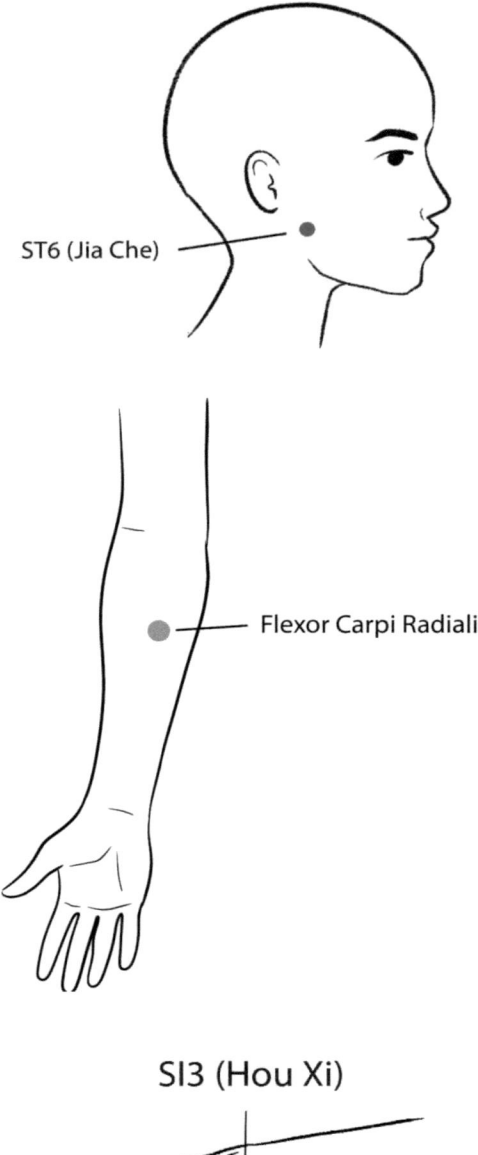

ST6 (Jia Che)

Flexor Carpi Radialis

SI3 (Hou Xi)

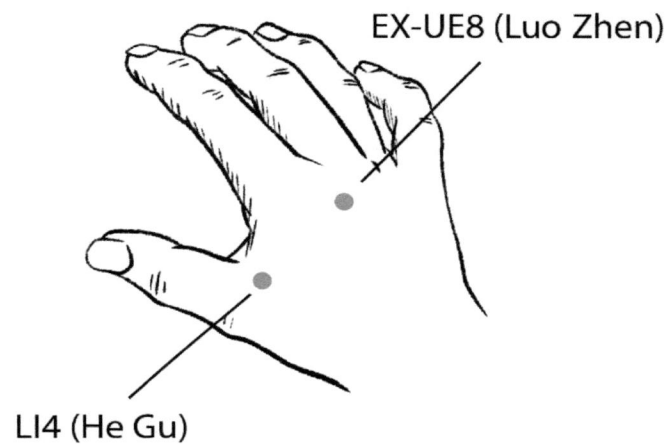

EX-UE8 (Luo Zhen)

LI4 (He Gu)

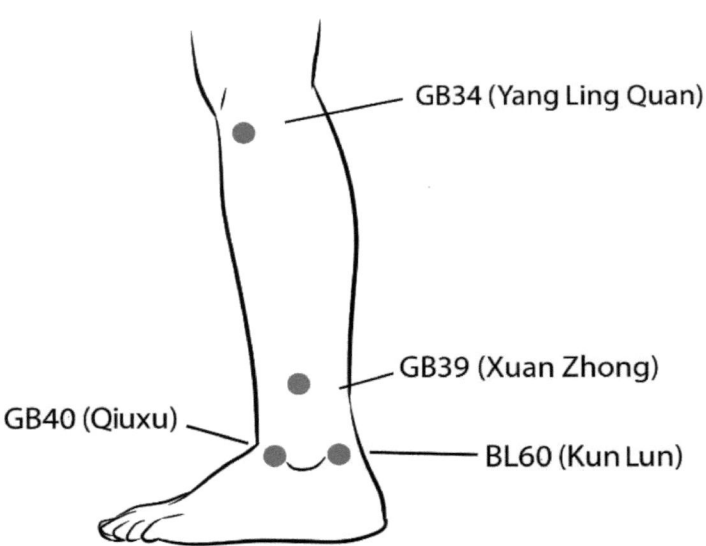

GB34 (Yang Ling Quan)

GB39 (Xuan Zhong)

GB40 (Qiuxu)

BL60 (Kun Lun)

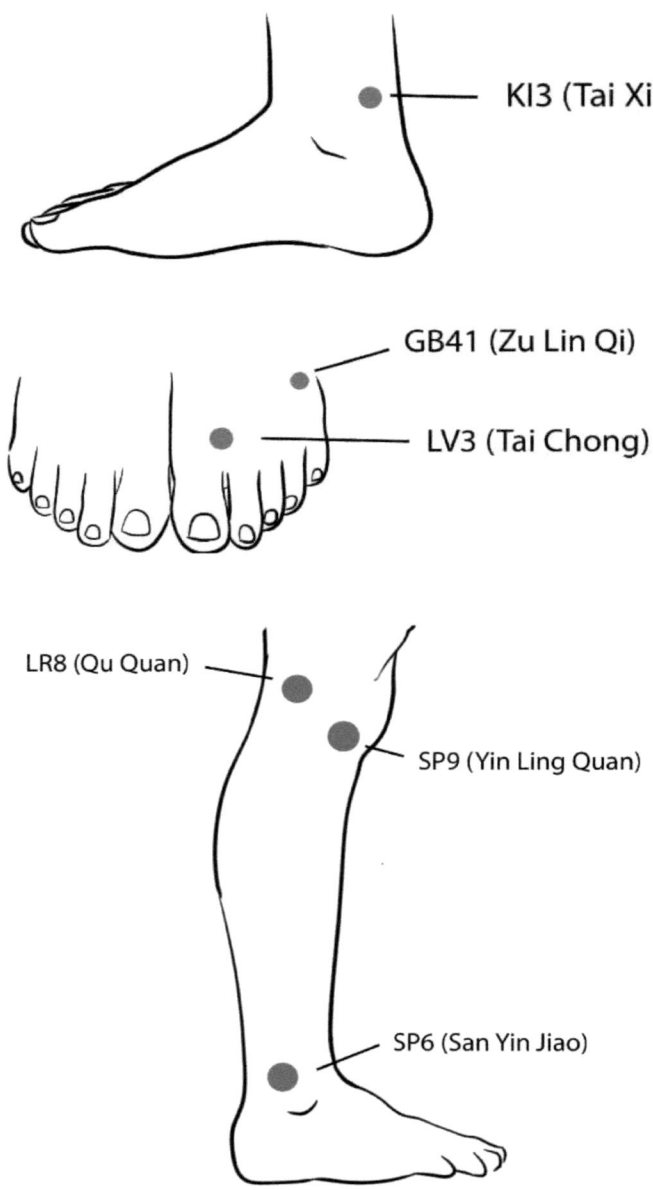

# QUELLEN

**aktimed-tape.de**: Akupunkturpflaster https://aktimed-tape.de/collections/akupunkturpflaster

**Bogatzki, A., & Bogatzki, U. (2019).** Nicht-medikamentöse Interventionen bei Schmerz: Sanfte Schmerzlinderung in der Altenpflege. Schlütersche Verlagsgesellschaft.

**Chaudhary, K., & Adamson, E. (2017).** Wie neugeboren durch modernes Ayurveda: Zum Abnehmen und Entgiften.

**Collard, P. (Autor), Weingart, K. (Übers.) (2016).** Das kleine Buch vom achtsamen Leben: 10 Minuten am Tag für weniger Stress und mehr Gelassenheit.

**dolormin.de**: Hausmittel gegen Gelenkschmerzen https://www.dolormin.de/vorsorge-und-behandlung/tipps-hausmittel/hausmittel-gegen-gelenkschmerzen

**ergotopia.de**: Schleimbeutelentzündung Heilung – Hausmittel https://www.ergotopia.de/blog/beschwerden/schleimbeutelentzuendung-heilung

**erste-hilfe-zuhause.de**: Gitterpflaster https://erste-hilfe-zuhause.de/verbandsmaterial/gitterpflaster

**focus.de**: Schmerzfreie Akupunktur: Heilung durch Gitterpflaster https://www.focus.de/gesundheit/gesundleben/fitness/schmerzfreie-akupunktur-heilung-durch-gitterpflaster_id_10627634.html

**gatapex.de**: Bedeutung der Farben https://gatapex.de/bedeutung-der-farben

**gesundheitsinformation.de**: Wechseljahrsbeschwerden selbst lindern https://www.gesundheitsinformation.de/wechseljahrsbeschwerden-selbst-lindern.html

**geers.de**: Klingeln im Ohr https://www.geers.de/hoeren-ohrengesundheit/ohrenkrankheiten/weitere-ohrenkrankheiten/klingeln-im-ohr

**gelenk-klinik.de**: Naturheilmittel gegen Arthrose https://gelenk-klinik.de/arthrose/naturheilmittel-gegen-arthrose.html

**Girsch, M. (2019).** Heilpflanzen-Tee: Richtig sammeln, trocknen und mischen.

**heilpraktiker-heitland.de**: Therapien: Tapen und Cross-Taping https://www.heilpraktiker-heitland.de/therapien/tapen-und-cross-taping

**Hoffmann, S. (2024).** Das Gitterpflaster Praxisbuch für Einsteiger: 45 wirksame Schritt-für-Schritt-Anleitungen zur Soforthilfe bei den häufigsten Alltagsbeschwerden von Kopf bis Fuß. Books on Demand.

**infranken.de**: Bei Verspannungen und Schmerzen – Wie können Gitterpflaster zur Schmerzlinderung beitragen https://www.infranken.de/ratgeber/gesundheit/ruecken/bei-verspannungen-und-schmerzen-wie-koennen-gitterpflaster-zur-schmerzlinderung-beitragen-art-5662248

**k-active.com**: Kinesiologie Tape: Cross Tapes https://k-active.com/kinesiologie-tape/cross-tapes

**Kandt, O., & Okamed.** Gitterpflaster für Pferd und Reiter. [Publisher/year not stated]

**kintasio.de**: Was bedeuten die Kinesio-Tape-Farben? https://kintasio.de/was-bedeuten-die-kinesio-tape-farben

**kintasio.de**: Was sind Cross Tapes? So funktionieren die Gittertapes https://kintasio.de/was-sind-cross-tapes-so-funktionieren-die-gittertapes

**Kopitzki, D. J. (2024).** Gitterpflaster Revolution: Das ultimative Gitterpflaster-Praxishandbuch.

**Kreutzer, R. (2021).** Taping: Wirksame Selbsthilfe bei Schmerzen und Sportverletzungen. [Mit DVD & Onlinevideos]

**liebscher-bracht.com**: Verklebte Faszien lösen https://www.liebscher-bracht.com/therapie/faszienrollen/verklebte-faszien

**Lowenstein, M., & Lowenstein, L. (2020).** Yoga für Ungelenkige: In 3 Schritten vom Anfänger zum Geübten.

**malakoff-klinik.de**: Wundheilung nach OP https://www.malakoff-klinik.de/ratgeber/wundheilung-nach-op

**mdr.de**: Lymphe und Lymphsystem – Ödeme anregen und Kneipp-Transport https://www.mdr.de/ratgeber/gesundheit/lymphe-lymphsystem-oedeme-schwung-anregen-kneipp-transport-102.html

**medi-tape.de**: Gittertape/Crosstape kaufen https://medi-tape.de/gittertape-crosstape-kaufen

**medical-one.de**: Die Wundheilung beschleunigen: So geht's! https://www.medical-one.de/blog/die-wundheilung-beschleunigen-so-gehts

**megadent.de**: Akupunkturpflaster https://megadent.de/Akupunkturpflaster

**meine-krankenkasse.de**: Stressbewältigung – Methoden wie Meditation https://www.meine-krankenkasse.de/ratgeber/mentale-gesundheit/stressbewaeltigung

**msdmanuals.com**: Unterleibsschmerzen bei Frauen – Ursachen und Symptome https://www.msdmanuals.com/de/heim/gesundheitsprobleme-von-frauen/symptome-gyn%C3%A4kologischer-erkrankungen/unterleibsschmerzen-bei-frauen

**ndr.de**: Apfelessig: Wie gesund ist er, wie oft soll man ihn trinken https://www.ndr.de/ratgeber/gesundheit/Apfelessig-Wie-gesund-ist-er-wie-oft-soll-man-ihn-trinken,apfelessig102.html

**ndr.de**: Magenschmerzen: Diese Hausmittel helfen https://www.ndr.de/ratgeber/gesundheit/Sodbrennen-und-Magenschmerzen-Diese-Hausmittel-helfen,magenprobleme100.html

**okamed.de**: Gitterpflaster https://okamed.de/gitterpflaster

**omron-healthcare.de**: Muskelschmerzen – Arten, Ursachen, Behandlung https://www.omron-healthcare.de/gesundheit-und-lifestyle/muskelschmerzen-arten-ursachen-behandlung

**orthopy.de**: Kinesio-Taping – Wirkung und Anwendungsgebiete https://www.orthopy.de/blog/kinesio-taping-wirkung-und-anwendungsgebiete

**Pastorek, L. (2023).** Der Gitterpflaster Guide: Die Komplettanleitung für eine effektive Soforthilfe bei Alltagsleiden von A bis Z.

**physio-augsburg.de**: Was ist Kinesiotape und Crosstape? https://physio-augsburg.de/was-ist-kinesiotape-und-crosstape

**planet-wissen.de**: Die fünf Säulen der Traditionellen Chinesischen Medizin https://www.planet-wissen.de/gesellschaft/medizin/traditionelle_chinesische_medizin/pwiediefuenfsaeulendertcm100.html

**portal.mein-therapiebedarf.de**: Produktvorstellung: Akupunkturpflaster https://portal.mein-therapiebedarf.de/produktberatung-therapiebedarf/produktvorstellung-therapiebedarf/akupunkturpflaster-produkt

**praxismuellerschulz.de**: Alle Akupunkturpunkte des Körpers https://praxismuellerschulz.de/allgemein/alle-akupunkturpunkte-des-koerpers

**pronovabkk.de**: Hausmittel gegen Heiserkeit https://www.pronovabkk.de/gesuender-leben/koerper-und-seele/erkrankungen/hausmittel-heiserkeit.html

**Reim, N. (2017).** Taping. Kompakt-Ratgeber: Wie Sie Schmerzen einfach wegkleben und wieder beweglicher werden. Mankau-Verlag.

**sanitas.com**: Hausmittel bei Ohrenschmerzen https://www.sanitas.com/de/magazin/aktiv-sein/hausmittel/hausmittel-bei-ohrenschmerzen.html

**Sandmann, F.-K. (Hrsg.), Michalsen, A. et al. (2021).** Mit Ernährung heilen: Besser essen – einfach fasten – länger leben. Insel Taschenbuch.

**Sandmann, F.-K. (Hrsg.), Michalsen, A. (Autor), Thorbrietz, P. (Mitarb.) (2017).** Heilen mit der Kraft der Natur: Meine Erfahrung aus Praxis und Forschung – Was wirklich hilft.

**schmerzgesellschaft.de**: Schmerz und Akupunktur https://www.schmerzgesellschaft.de/patienteninformationen/ergaenzende-verfahren/schmerz-und-akupunktur

**smarticular.net**: Natron als Hausmittel https://www.smarticular.net/natron-natriumhydrogencarbonat-hausmittel-nachhaltig

**smarticular.net**: Insektenstiche behandeln mit Hausmitteln https://www.smarticular.net/insektenstiche-behandeln-entzuendung-schwellung-juckreiz-hausmittel

**sport.ch**: Natürliche Mittel bei Sportverletzungen https://sport.ch/sport-mix/979687/6-natuerliche-mittel-bei-sportverletzungen-schnell-wieder-fit-werden-und-verletzungen-vorbeugen

**stern.de**: Schmerzlinderung durch Gitterpflaster – so geht's https://www.stern.de/gesundheit/schmerzlinderung-durch-gitterpflaster--so-geht-s-8806980.html

**tape-versand.de**: Akupunkturpflaster https://tape-versand.de/akupunkturpflaster

**thermacare.de**: Regelschmerzen lindern mit Hausmitteln https://www.thermacare.de/schmerzen/regelschmerzen/lindern-hausmittel

**truetape.de**: Crosstape https://www.truetape.de/produkt/crosstape

**truetape.de**: Crosstape Anleitungen https://www.truetape.de/de/crosstape-anleitungen

**utopia.de**: Schwellungen – diese Hausmittel wirken abschwellend https://utopia.de/ratgeber/schwellungen-diese-hausmittel-wirken-abschwellend_100963

**utopia.de**: Sehnenscheidenentzündung – Hausmittel für Handgelenk, Fuß und Ellenbogen https://utopia.de/ratgeber/sehnenscheidenentzuendung-hausmittel-fuer-handgelenk-fuss-und-ellenbogen

**wirbeldoc.de**: Crosstape https://wirbeldoc.de/cross-tape

**ztk-zahngesundheit.de**: Zähneknirschen https://www.ztk-zahngesundheit.de/zaehneknirschen